U0315168

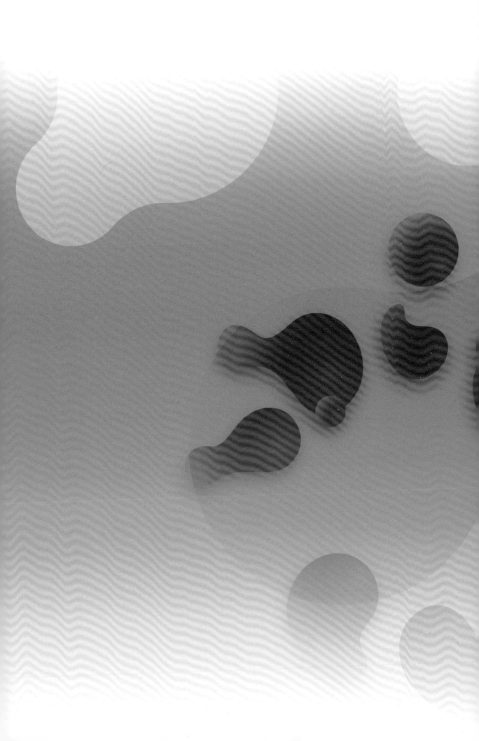

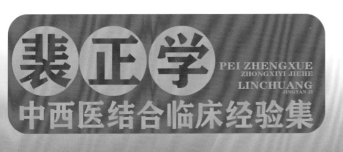

裴正学
PEI ZHENGXUE
ZHONGXIYI JIEHE
中西医结合临床经验集
LINCHUANG
JINGYAN JI

血液病

XUEYEBING

彭艳艳　编

甘肃科学技术出版社

图书在版编目（CIP）数据

裴正学中西医结合临床经验集.血液病 / 黄邦荣主编.--兰州：甘肃科学技术出版社，2022.1
ISBN 978-7-5424-2907-0

Ⅰ.①裴… Ⅱ.①黄… Ⅲ.①血液病–中西医结合–临床医学–经验–中国–现代 Ⅳ.①R2-031

中国版本图书馆CIP数据核字(2022)第004394号

目录

第一章 血液系统疾病

血液病学是以血液和造血组织为主要研究对象的医学科学的一个独立分支学科。血液系统主要由造血组织和血液组成。

一、血液系统结构

1. 造血组织与造血功能

造血组织是指生成血细胞的组织，包括骨髓、胸腺、淋巴结、肝脏、脾脏、胚胎及胎儿的造血组织。不同时期的造血部位不同，可分为胚胎期、胎儿期及出生后3个阶段的造血期，即中胚叶造血期、肝脾造血期及骨髓造血期。卵黄囊是胚胎期最早出现的造血场所。卵黄囊2个月后退化，由肝、脾代替其造血功能。胎儿第四五个月起，肝、脾造血功能逐渐减退，骨髓、胸腺及淋巴结开始出现造血活动，出生后仍保持胸腺造血功能。青春期后胸腺逐渐萎缩，骨髓成为造血的主要器官，当骨髓没有储备力量时，一旦需要额外造血，即由骨髓以外的器官（如肝、脾）来参与造血，发生所谓髓外造血。

2. 血细胞生成与造血调节

现已公认各种血液细胞与免疫细胞均起源于共同的骨髓造血干细胞（HSC），自我更新与多向分化是 HSC 的两大特征。血细胞生成除需要 HSC 外，尚需正常造血微环境及正、负造血调控因子的存在。造血组织中的非造血细胞成分，包括微血管系统、神经成分、网状细胞、基质及其他结缔组织，统称为造血微环境。造血微环境可直接与造血细胞接触或释放某些因子，影响或诱导造血细胞的生成。

调控造血功能的体液因子，包括刺激各种祖细胞增殖的正调控因子，如促红细胞生成素（EPO）、集落刺激因子（CSF）及白细胞介素 3（IL-3）等，同时亦有各系的负调控因子，如肿瘤坏死因子 -α（TNF-α）及干扰素 -γ（IFN-γ）等，二者互相制约，维持体内造血功能的恒定。

二、血液系统疾病的分类

血液系统疾病指原发（如白血病）或主要累及血液和造血器官的疾病（如缺铁性贫血）。血液系统疾病分类如下：

1. 红细胞疾病

如各类贫血和红细胞增多症等。

2. 粒细胞疾病

如粒细胞缺乏症、中性粒细胞分叶功能不全及类白血病反应等。

3. 单核细胞和巨噬细胞疾病

如炎症性组织细胞增多症等。

4. 淋巴细胞和浆细胞疾病

如各类淋巴瘤，急、慢性淋巴细胞白血病，嗜血细胞性淋巴组织细胞增多症，多发性骨髓瘤等。

5. 造血干细胞疾病

如再生障碍性贫血、阵发性睡眠性血红蛋白尿症、骨髓增生异常综合征（MDS）、骨髓增殖性肿瘤（MPNs）以及急性髓系白血病（AML）等。

6. 脾功能亢进

如传染性单核细胞增多症、亚急性感染性心内膜炎、粟粒性肺结核、布鲁菌病、血吸虫病、黑热病及疟疾等。

7. 出血性及血栓性疾病

如血管性紫癜、血小板减少性紫癜、凝血障碍性疾病、弥散性血管内凝血以及血栓性疾病等。

血液病学除了血液系统疾病外，还包括输血医学及造血干细胞移植。

三、血液系统疾病的诊断方法

由于血液以液体形式存在，不停地在体内循环，灌注着每一个器官的微循环，因此血液病的表现多为全身性。同时由于血液是执行不同生理功能的血细胞和血浆成分的综合体，并且与造血组织共同构造一个完整的动态平衡系统，血液病的症状与体征多种多样，往往缺乏特异性；实验室检查在血液病诊断中占有突出地位；继发性血象异常比原发性血液病更多见，几乎全身所有器官和组织的病变都可引起血象的改变，甚至有些还可引起严重或持久的血象异常，酷似原发性血液病。

（一）病史采集

血液病的常见症状有贫血，出血，发热，肿块，肝、脾、淋巴结肿大，骨痛等。对每一位病人应了解这些症状的有无及特点，还应询问有无药物、毒物或放射性物质接触史，营养及饮食习惯，手术史，月经孕产史及家族史等。

（二）体格检查

皮肤黏膜颜色有无改变，有无黄疸、出血点及结节或斑块；舌乳头是否正常；胸骨有无压痛；浅表淋巴结、肝、脾有无肿大，腹部有无肿块等。

（三）实验室检查

（1）血细胞计数、血红蛋白测定以及血涂片细胞形态学的详细观察是最基本的诊断方法，常可反映骨髓造血病理变化。

（2）网织红细胞计数反映骨髓红细胞的生成功能。

（3）骨髓检查及细胞化学染色包括骨髓穿刺液涂片及骨髓活检，对某些血液病有诊断价值（如白血病、骨髓瘤、骨髓纤维化等）及参考价值（如增生性贫血）。细胞化学染色对急性白血病的鉴别诊断是必不可少的，如过氧化物酶、碱性磷酸酶、非特异性酯酶染色等。

（4）出血性疾病检查：出血时间、凝血时间、凝血酶原时间、部分凝血活酶时间、纤维蛋白原定量为基本的检查。血小板聚集和黏附试验以了解血小板功能，亦有凝血因子检测以评估体内凝血因子活性。

（5）溶血性疾病检查：常用的试验有游离血红蛋白测定、血浆结合珠蛋白测定、Rous 试验（尿含铁血黄素试验）、尿潜血（血管内溶血）；酸溶血试验、蔗糖溶血试验（阵发性睡眠性血红蛋白尿症）；渗透脆性试验（遗传性球形红细胞增多症）；高铁血红蛋白还原试验（红细胞葡萄糖 –6– 磷酸脱氢酶缺乏）；抗人球蛋白试验（自身免疫性溶血性贫血）等以确定溶血原因。

（6）生化及免疫学检查：如缺铁性贫血的铁代谢检查，自身免疫性血液疾病及淋巴系统疾病常伴有免疫球蛋白的异常、细胞免疫功能的异常及抗血细胞抗体异常。应用特异性单克隆抗体进行免疫学分型已成为急性白血病诊断标准之一。免疫组化是淋巴瘤诊断的必须检查。

（7）组织病理学检查：如淋巴结或浸润包块的活检、脾活检以及体液细胞学病理检查。淋巴结活检对诊断淋巴瘤及其他淋巴结炎、转移癌的鉴别有意义；脾活检主要用于脾显著增大的疾病；体液细胞学检查包括胸腔积液、腹腔积液和脑脊液中的瘤细胞（或白血病细胞）的检查，对诊断、治疗和预后判断有价值。

（8）造血细胞的培养与测试技术。

（9）器械检查：如超声波、CT、磁共振显像（MRI）、PET/CT 及 PET/MRI 等对血液病的诊断有很大帮助。

（10）放射性核素：应用于红细胞寿命或红细胞破坏部位测定、骨髓显像、淋巴瘤显像等。

（11）细胞遗传学及分子生物学检查：如染色体检查及基

因诊断。

血液病的实验室检查项目繁多，如何从中选择恰当的检查来达到确诊目的，应综合分析，全面考虑。

四、血液系统疾病的治疗

（一）一般治疗

包括饮食与营养及精神与心理治疗。

（二）去除病因

使病人脱离致病因素的作用。

（三）保持正常血液成分及其功能

1. 补充造血所需营养

巨幼细胞贫血时，补充叶酸和（或）维生素 B_{12}；缺铁性贫血时补充铁剂。

2. 刺激造血

如慢性再生障碍性贫血时应用雄激素刺激造血；粒细胞减少时应用粒细胞集落刺激因子刺激中性粒细胞释放等。

3. 脾切除

切脾是为了减少血细胞的破坏与滞留，从而延长血细胞的寿命。切脾对遗传性球形红细胞增多症所致的溶血性贫血有确切疗效。

4. 过继免疫治疗

如给予干扰素或在异基因造血干细胞移植后的供者淋巴细胞输注（DLI）。

5. 成分输血及抗生素的使用

严重贫血或失血时输注红细胞；血小板减少、有出血危险时补充血小板；白细胞减少有感染时予以有效的抗感染药物治疗。

（四）去除异常血液成分和抑制异常功能

1. 化疗

联合使用作用于不同周期的化疗药物可杀灭病变细胞。

2. 放疗

X 射线等电离辐射杀灭白血病或淋巴瘤细胞。

3. 诱导分化

我国科学家发现全反式维 A 酸、三氧化二砷通过诱导分化，可使异常早幼粒细胞加速凋亡或使其分化为正常成熟的粒细胞，是特异性去除白血病细胞的新途径。

4. 治疗性血液成分单采

通过血细胞分离器选择性地去除血液中某一成分，可用于治疗骨髓增殖性肿瘤、白血病等。血浆置换术可治疗巨球蛋白血症、某些自身免疫病、同种免疫性疾病及血栓性血小板减少性紫癜等。

5. 免疫抑制

用糖皮质激素、环孢素及抗淋巴 / 胸腺细胞球蛋白等，减少淋巴细胞数量，抑制其异常功能以治疗自身免疫性溶血性贫血、再生障碍性贫血及异基因造血干细胞移植时发生的移植物抗宿主病等。

6. 抗凝及溶栓治疗

弥散性血管内凝血时为防止凝血因子进一步消耗，采用肝素抗凝。血小板过多时为防止血小板异常聚集，可使用双嘧达莫等药物。一旦有血栓形成，可使用尿激酶等溶栓，以恢复血流通畅。

（五）靶向治疗

如酪氨酸激酶抑制剂治疗慢性髓系白血病。

（六）其他治疗

包括造血干细胞移植、细胞免疫治疗、表观遗传学抑制等防范目前临床均在使用，但是临床获益需进一步探讨。

五、血液病学的研究进展与展望

近 10 年来，血液恶性肿瘤是当今世界医学研究中最引人关注的课题之一。从 17 世纪发现血细胞以来，近 200 年的基础与临床的结合使血液病研究进入了崭新的纪元；自 19 世纪发现白血病以来，到 21 世纪已可使儿童急性淋巴细胞性白血病（ALL）和成人急性早幼粒细胞白血病（APL）获得 75% 治愈的临床疗效；血液系统恶性肿瘤的诊断已从形态学发展到分子生物学、基因学的高水平阶段；治疗已从既往的化疗进展到诱导分化、基因治疗、造血干细胞移植、细胞免疫治疗，成为治疗恶性肿瘤的新典范。未来血液病学的发展方向是探索新的治疗靶点、生物效应治疗、基因治疗等领域，将带动其他医学领域的发展。

六、祖国医学对血液系统疾病的认识

血液系统疾病的主要表现为乏力、头晕、心悸、出血、肝脾淋巴结肿大等证候，或伴有易外感体征，当属祖国医学"虚劳""虚损""血证""亡血""血枯""急劳""热劳""温病""症积""急劳"等范畴。

古代中医文献认为"血"和"液"是两种东西。如《灵枢·决气》中说："谷入气满，淖泽注于骨，骨属屈伸，泄泽补益脑髓，皮肤润泽，是谓液。""中焦受气取汁，变化而赤，是谓血"，用"血"表示血液。血液的病变称为"血病"，如《素问·三部九候论》有"血病身有痛者治其经络"之说。而"血液"与"营""卫"关系密切，《灵枢·邪客》中云："营气者，泌其津液，注之于脉，化以为血"；《灵枢·营卫生会》又云："……营在脉中，卫在脉外，营周不休，五十而复大会"。血液的顺从赖于骨髓的坚固，即《素问·生气通天论》所述："骨髓坚固，气血皆从。"可见，古代血液的概念指"血"与"营""卫"关系甚为密切。血存于骨，行于脉。后世也把各种出血证候称之为"血证"，清代唐容川《血证论》是中医血液学重要的专著，晚清流传甚广，是影响最大的医著之一。直到民国年间，《中国医学大辞典》列出一条"血"，没有"血液"这个名词。1926年谢利恒引进现代学说，首先认为"血"与"血液"是同一概念，他指出"血为人体流质之一种，灌注经脉之中，营养身体各部，且能排泄废物之液体，其色鲜红或暗赤，比水浓重，有臭气，味咸，性能凝结，在血管及心脏中者，周流全身，谓之血液循环，由赤血球，白血球及血浆组成"。

（一）病因

中医学所讲六淫（风、寒、暑、湿、燥、火），七情（喜、怒、忧、思、悲、恐、惊），饮食不节，房劳过度，邪毒等伤及气血脏腑，尤其是影响到肝脾肾及骨髓，因而出现血虚及虚劳诸症。例如风寒可以直中三阴，三阴包括太阴脾经、少阴肾经及厥阴肝经，使肝脾肾三脏受损；七情妄动，大怒伤肝；思虑过度，伤及心脾；饮食不节，伤及脾胃，房劳伤肾，使肾之阴阳亏损；邪毒（包括化学、生物类有害物质）入血伤髓。当这些致病因素影响上述脏腑及造血功能时，不仅出现本脏症状，还会出现血虚证候。《黄帝内经》认为：精气内夺则积虚成损，积损成劳，说明这种虚损病由于精气内夺引起，并与脾肾有关。精气是人体正气的主要组成成分，如《黄帝内经》记载："邪之所凑，其气必虚""正气存内，邪不可干"。故血液病患者易感染发热，气虚不能摄血，阴虚又生内热，以及外感发热，热伤血络或迫血妄行，皆可引起出血。这是血虚、发热、出血三方面症状的主要病因。

（二）病机

祖国医学认为，脾胃为气血生化之源，血液生化于脾，而肾主骨生髓，肾精生髓也可化血，故其根在肾。另外，心主血，肝藏血，从而构成了较为完整的造血系统。其中脾肾最为重要，脾虚难以运化水谷，导致血液生成不足，肾虚精髓空虚，造成血液化源匮乏，都可引起血液病。如果肾阳不振，脾失温养，火不生土，以慢性贫血多见；肾阴虚衰、阴虚火旺，灼伤脉络，迫血妄行，常有出血见症。重者，阴虚及阳，阳虚及阴而致阴阳两虚。另外，心肝脾三脏关系密切，气与血互相依存。心血不足，出现贫血；脾气虚耗，难以统血，而且出血；肝失疏泄，往往引起气滞血瘀。临床上所见的血液病，也以心脾两虚，肝脾不调为常见。故贫血、出血、血瘀往往同时呈现。又由于血液病变使正气虚弱易感外邪，所以常并发感染。

血液病死亡多在营分和血分，直接导致死亡的原因有二：一为外感邪毒，毒盛化火，灼伤血络，迫血妄行；一为阴虚后期，内热血燥，血海不宁，里外交侵，气血两燔致阴阳双竭。

（三）治疗方法

血液病涉及心肝脾肾，错综夹杂，虚实互见，与气血障碍最为密切，故血液病的治疗最重通气活血，如王清任所云："气通血活，何患疾病不除？"《素问·至真要大论》曰："谨守病机，各司其属。……疏其血气，令其调达，而致和平。"应是治疗血液病的纲领。但在具体辨证过程中，须视不同阶段而异。

中医对血液系统疾病的论述颇多，临床经验亦极丰富，在浩如烟海的历代中医、中西医结合著作中有关类似血液系统疾病的论述和治法通过不断发掘，使其宏观与微观相结合，辨证与辨病相结合，从而为血液系统疾病的治疗开创新前景。

七、裴正学教授对血液系统疾病的诊疗经验

裴正学教授经验所得，血液系统疾病的形成是由于素体正气不足，饮食失调，后天营养失衡，情志抑郁，脾胃虚弱等因素致使精亏血虚，正气虚损，又感染理化及生物等外邪，各种因素均致气血化生不足，内不能养五脏，外不能御邪固表，终致气血阴阳虚衰而引起各种血液疾病。

传统治法不外"扶正""祛邪"二法，《黄帝内经》中"邪之所凑，其气必虚""正气存内，邪不可干"是中医学正、邪关系的基本观点。因此，正邪消长的过程通常是疾病的演变过程，所以，血液系统疾病治疗可根据诊断，把有余与不足，亢盛与衰败，与现代实验室检查的各项指标，如血细胞多与少、骨髓增生活跃与低下，生化指标高与低等与中医辨证相结合，"攻"与"补"自然成竹在胸。

裴正学教授根据血液系统疾病的临床表现及实验室检查将血液系统疾病分为常见的三大类，包括良性贫血类、恶性贫血类及白血病类。

裴正学教授临床经验所得，所有血液病如白血病、再生障碍性贫血、骨髓增生异常综合征及紫癜等，其中医学病机都是以虚为本，以实为标，其治则是急则治其标，缓则治其本，且应审时度势，标本兼治，两者不可偏废。"扶正"犹如武装自己，"祛邪"犹如杀伤敌人，只有在武装自身的条件下，才能最大程度地杀伤敌人；同样，只有最大程度地杀伤敌人，

才能更好地武装自身。

　　血液病治疗需结合患者的病情演变明确病情的轻重缓急。急性发作，主证为高热和出血，二者可导致疾病恶化，甚至死亡。因此，及早有效地预防高热、制止出血，是治疗血液病成败的关键。凡病人脉象从细缓转为洪数、弦滑，并见烦躁、头痛或极度乏力等症，往往是急性发作的先兆。此时，血象或尚未变化，亦应及早中西医并用以控制病情、预防出血，以免病势蔓延。若高热、炎症已完全出现，血象明显变化，此时可能出现事倍功半。同时，因血液病之高热及出血非同一般，用药方案的选择及药味剂量需充分体现因人而异的特点。

　　缓解期使用补法是根本原则，关键是健脾补肾，脾为后天之本，肾为先天之本，脾肾双补，即寓补气养血之法，又寓调和阴阳之道。血液病病情控制之后，病情缓解，治疗应着重脾肾双调，只有脾肾旺盛，气血充足，方为血液病治本之道。因血液的生成原根于肾，化生于脾，饮食必赖脾胃运输转化为精微，而后化生血液。清代沈金鳌云："脾统四脏，脾有病，必波及之，四脏有病，亦必有待养脾。"因先天是靠后天维系，而后天源于先天，说明脾肾之重要。而在健脾补肾治疗中，善用六味地黄丸合生脉饮、归脾丸、"四参"或"兰州方核心"。"兰州方"是裴正学教授治疗血液病经过50年临床实践总结的有效方剂之一，此方因治愈急性单核细胞白血病（白血病 M_5）患者马长生而一举成名。1972年，苏州血液病会议对白血病 M_5 患者马长生的治愈作了专业评定后，将此方命名为"兰州方"。该方组成基本为扶正固本药，以六味地黄汤、生脉饮、桂枝汤为核心，体现了裴正学教授的学术思想。该方经 50 年临床验证，认为不仅是治疗急性白血病的有效方药，而且对再生障碍性贫血、骨髓增生异常综合征、紫癜、骨髓纤维化等，均有明确疗效。

其次，在治疗过程，往往因患者卫气受损或卫气内陷出现营卫失调，表现为太阳中风或伤寒等外感证候，此时需结合患者的刻下症用麻黄汤或"麻桂合剂"以调和营卫，驱邪以达表。

另外，在血液病治疗中，攻法与补法同等重要，攻法包括清热解毒、活血化瘀、燥湿涤痰等。尤其活血化瘀法亦有重要意义，活血化瘀对瘀血引起之出血有促进止血功用，如缪仲淳所说："宜行血不宜止血"。又鉴于血液病多为虚实互见，错综夹杂，因证施用，常用治则包括活血以生血、活血以止血两种。

第二章　缺铁性贫血

缺铁性贫血（IDA）是贫血中最多见的一种，是指当机体对铁的需求与供给失衡，导致体内贮存铁耗尽，继之红细胞内铁缺乏，最终引起缺铁性贫血。缺铁性贫血表现为缺铁引起的小细胞低色素性贫血及其他异常。

一、病因和发病病机

在妊娠和哺乳期妇女和婴幼儿中，缺铁性贫血发病率很高。同时，长期痔疮出血以及胃溃疡、炎症性肠病、消化道肿瘤等常伴有缺铁性贫血。在妇女中月经过多长期慢性铁丢失而得不到纠正容易造成 IDA。

二、临床表现

本病一般轻者无明显的自觉症状，重者可有心慌气短、心动过速，严重病例可发生心力衰竭。在国内外均为常见病、多发病，因此开展防治具有重要意义。

缺铁性贫血的原发病表现如消化性溃疡、肿瘤或痔疮导致的黑便、血便或腹部不适，肠道寄生虫感染导致的腹痛或大便性状改变；妇女因子宫肌瘤等出现月经过多；肿瘤性疾病的消瘦；血管内溶血的血红蛋白尿等。

贫血表现常见症状为乏力、易倦、头晕、头痛、眼花、耳鸣、心悸、气短、食欲缺乏等，还有皮肤黏膜苍白、心率增快等。

组织缺铁表现精神行为异常，如烦躁、易怒、注意力不集中、异食癖；体力、耐力下降；易感染；儿童生长发育迟缓、智力低下；口腔炎、舌炎、舌乳头萎缩、口角皲裂、吞咽困难；毛发干枯、脱落；皮肤干燥、皱缩；指（趾）甲缺乏光泽、脆薄易裂，重者指（趾）甲变平，甚至凹下呈勺状（匙状甲）。

三、实验室检查

（1）血象：呈小细胞低色素性贫血。

（2）骨髓象：增生活跃或明显活跃；以红系增生为主，粒系、巨核系无明显异常；红系中以中、晚幼红细胞为主，其体积小、核染色质致密、胞浆少、边缘不整齐，有血红蛋白形成不良的表现，即所谓的"核老浆幼"现象。

（3）铁代谢：血清铁降低，总铁结合力升高；转铁蛋白饱和度及血清铁蛋白降低。骨髓涂片普鲁士蓝反应提示在骨髓小粒中无深蓝色的含铁血黄素颗粒，在幼红细胞内铁小粒减少或消失，铁粒幼细胞减少。

（4）红细胞内卟啉代谢异常：游离原卟啉（FEP）>0.9 μmol/L（全血），原卟啉（ZPP）>0.96 μmol/L（全血），游离原卟啉 / 血红蛋白 >4.5 μg/gHb。

（5）血清转铁蛋白受体测定：目前是反映缺铁性红细胞

生成的最佳指标，一般浓度 >26.5nmol/L（2.25 μg/ml）可诊断为缺铁。

四、诊断与鉴别诊断

（一）诊断

（1）体内贮存铁耗尽（ID）：①血清铁蛋白 <12 μg/L；②骨髓铁染色显示骨髓小粒可染铁消失，铁粒幼细胞少于 15%；③血红蛋白及血清铁等指标尚正常。

（2）红细胞内铁缺乏（IDE）：① ID 的① + ②；②转铁蛋白饱和度 <15%；③游离原卟啉 / 血红蛋白 >4.5 μg/gHb；④血红蛋白指标尚正常。

（3）缺铁性贫血（IDA）：① IDE 的① + ② + ③；②小细胞低色素性贫血。男性血红蛋白 <120g/L，女性血红蛋白 <110g/L，孕妇血红蛋白 <100g/L；平均红细胞体积 <80fl；平均血红蛋白量 <27pg，平均红细胞血红蛋白浓度 <32%。

（4）病因诊断：IDA 仅是一种临床表现，其背后往往隐藏着其他疾病。只有明确病因，IDA 才可能根治。

（二）鉴别诊断（应与小细胞性贫血鉴别）

（1）铁粒幼细胞贫血：遗传或不明原因导致的红细胞铁利用障碍性贫血。表现为小细胞性贫血，但血清铁蛋白浓度增高、骨髓小粒含铁血黄素颗粒增多、铁粒幼细胞增多，并出现环形铁粒幼细胞。血清铁和铁饱和度增高，总铁结合力不低。

（2）珠蛋白生成障碍性贫血：原名地中海贫血，有家族史，有溶血表现。血片中可见多量异形红细胞，并有珠蛋白链合成数量异常的证据，血清铁蛋白、骨髓可染铁、血清铁和铁饱和度不低且常增高。

（3）慢性病性贫血：慢性炎症、感染或肿瘤等引起的铁代谢异常性贫血。

（4）转铁蛋白缺乏症：系常染色体隐性遗传所致（先天性）或严重肝病、肿瘤继发（获得性）。

五、治疗

IDA 的治疗原则是：根除病因、补足贮铁。

1. 病因治疗

应尽可能地去除导致缺铁的病因。如幼儿、青少年和妊娠妇女营养不足引起的 IDA，应改善饮食；月经过多引起的 IDA 应调理月经；寄生虫感染者应驱虫治疗；恶性肿瘤者应手术或放、化疗；消化性溃疡引起者应抑酸治疗等。

2. 补铁治疗

治疗性铁剂有硫酸亚铁和右旋糖苷铁、葡萄糖酸亚铁、山梨醇铁、富马酸亚铁、琥珀酸亚铁和多糖铁复合物等。首选口服铁剂。应注意，进食谷类、乳类和茶等会抑制铁剂的吸收，鱼、肉类、维生素 C 可加强铁剂的吸收。口服铁剂有效的表现先是外周血网织红细胞增多，高峰在开始服药后 5 ~ 10d，2 周后血红蛋白浓度上升，一般 2 个月左右恢复正常。铁剂治疗应在血红蛋白恢复正常后至少持续 4 ~ 6 个月，待铁蛋白正常后停药。若口服铁剂不能耐受或胃肠道正常解剖部位发生改变而影响铁的吸收，可用铁剂肌内注射，右旋糖苷铁是最常用的注射铁剂。婴幼儿、青少年和妇女缺铁性贫血的治疗应关注营养保健。

六、裴正学教授诊疗缺铁性贫血的经验

（一）裴正学教授对本病的认识

本病属于祖国医学的"虚劳""虫病""萎黄"等范畴。《素问·通评虚实论》云："邪气盛则实，精气夺则虚。"《素问·玉机真藏论》曰："脉细，皮寒，气少，泄利前后，饮食不入，此谓五虚。"《难经·十四难》曰："一损损于皮毛，皮聚而毛落；二损损于血脉，血脉虚少，不能荣于五脏六腑；三损损于肌肉，肌肉消瘦，饮食不能为肌肤；四损损于筋，筋缓不能自收持；五损损于骨，骨痿不能起于床。反此者，至脉之病也。从上下者，骨痿不能起于床者死；从下上者，皮聚而毛落者死。"《景岳全书·虚损》有"凡虚损之由，……无非酒色劳倦，七情饮食所致。故或先伤其气，气伤必及于精；或先伤其精，精伤必及于气"之说。

（二）裴正学教授对本病病因病机的认识

裴正学教授认为本病主要与脾胃虚弱、出血和虫积有关。

（1）脾胃虚弱：脾胃有运化功能，将饮食水谷变为精气，然后化生成血液，即《灵枢·决气》篇说："中焦受气取汁，变化而赤，是谓血。"如饮食不节，损伤脾胃，则不能化生水谷，血液生化之源不足而引起贫血。

（2）出血：经常反复的出血，如崩漏、吐血、便血、尿血等，可使气血衰少，导致贫血。

（3）虫积：虫留肠胃之中，吮吸人之水谷精微，使血气化源不足，产生贫血。

（三）裴正学教授诊疗本病的经验

1.脾胃气虚

证见：面色萎黄或㿠白，神疲乏力，纳少便溏，舌质淡，苔薄腻，脉细。此型多见于挑食或素体脾胃虚弱之人。

治则：健脾益气。

方药：香砂六君子汤加减。党参 10g，白术 10g，茯苓 10g，炙甘草 6g，半夏 10g，陈皮 6g，木香 5g，砂仁 3g。水煎服、一日 1 剂。如畏寒肢冷时，可加附子、炮姜等。

2.气血两亏

证见：面色苍白，倦怠无力，头晕心悸，少气懒言，舌质淡而胖，苔薄，脉濡细。此型多见于急性失血或缺铁性贫血严重者。

治则：气血双补。

方药：八珍汤加减。党参 10g，黄芪 10g，白术 10g，当归 10g，熟地 15g，陈皮 6g，炙甘草 5g，大枣五枚。水煎服，一日 1 剂。月经过多或崩漏不止者，可加阿胶、艾叶炭等补血止血。同时，如若患者出现重度的贫血，需加重黄芪的用量，以取"有形之血不能速生，无形之气所当急固"之意。

第三章 巨幼细胞贫血

叶酸或维生素 B_{12} 缺乏或某些影响核苷酸代谢的药物导致细胞核脱氧核糖核酸（DNA）合成障碍所致的贫血称巨幼细胞贫血（MA）。本病的特点是呈大红细胞性贫血，骨髓内出现巨幼红细胞、粒细胞及巨核细胞系列。

一、病因和发病机制

巨幼细胞贫血的病因可分为：（1）食物营养不够：叶酸或维生素 B_{12} 摄入不足；（2）吸收不良：胃肠道疾病、药物干扰和内因子抗体形成（恶性贫血）；（3）代谢异常：肝病、某些抗肿瘤药物的影响；（4）需要增加：哺乳期、孕妇；（5）利用障碍：嘌呤、嘧啶自身合成异常或化疗药物影响等。

根据缺乏物质的种类，该病可分为单纯叶酸缺乏性贫血、单纯维生素 B_{12} 缺乏性贫血、叶酸和维生素 B_{12} 同时缺乏性贫血。

二、临床表现

（1）血液系统表现：起病缓慢，常有面色苍白、乏力、耐力下降、头晕、心悸等贫血症状。重者全血细胞减少，反复感染和出血。少数病人可出现轻度黄疸。

（2）消化系统表现：口腔黏膜、舌乳头萎缩，舌面呈"牛肉样舌"，可伴舌痛。胃肠道黏膜萎缩可引起食欲缺乏、恶心、腹胀、腹泻或便秘。

（3）神经系统表现和精神症状：对称性远端肢体麻木、深感觉障碍；共济失调或步态不稳；味觉、嗅觉降低；锥体束征阳性、肌张力增加、腱反射亢进；视力下降、黑矇征；重者可有大小便失禁。叶酸缺乏者有易怒、妄想等精神症状。维生素 B_{12} 缺乏者有抑郁、失眠、记忆力下降、谵妄、幻觉、妄想甚至精神错乱、人格变态等。

三、实验室检查

（1）血象：呈大细胞性贫血，平均红细胞体积、红细胞血红蛋白量均增高，红细胞平均血红蛋白浓度正常。网织红细胞计数可正常或轻度增高，重者全血细胞减少。血片中可见红细胞大小不等、中央淡染区消失，有大椭圆形红细胞、点彩红细胞等；中性粒细胞核分叶过多，亦可见巨型杆状核粒细胞。

（2）骨髓象：增生活跃或明显活跃。红系增生显著，巨幼变（胞体大，胞质较胞核成熟，"核幼浆老"）；粒系也有巨幼变，成熟粒细胞多分叶；巨核细胞体积增大，分叶过多。骨髓铁染色常增多。

（3）血清维生素 B_{12}、叶酸及红细胞叶酸含量测定等：血

清维生素 B_{12} 缺乏和或叶酸缺乏。

四、诊断与鉴别诊断

（一）诊断

（1）有叶酸、维生素 B_{12} 缺乏的病因及临床表现；

（2）外周血呈大细胞性贫血，中性粒细胞核分叶过多；

（3）骨髓呈典型的巨幼样改变，无其他病态造血表现；

（4）血清叶酸和（或）维生素 B_{12} 水平降低；

（5）试验性治疗有效：叶酸或维生素 B_{12} 治疗一周左右网织红细胞上升者，应考虑叶酸或维生素 B_{12} 缺乏。

（二）鉴别诊断

（1）造血系统肿瘤性疾病：如急性髓细胞白血病 M6 型、骨髓增生异常综合征，骨髓可见巨幼样改变等病态造血现象，叶酸、维生素 B_{12} 水平不低且补之无效。

（2）有红细胞自身抗体的疾病：如自身免疫性溶血性贫血、伊文氏综合征、免疫相关性全血细胞减少，其鉴别点是此类患者有自身免疫病的特征，用免疫抑制剂方能显著纠正贫血。

（3）合并高黏滞血症的贫血：如多发性骨髓瘤，因 M 蛋白成分黏附红细胞而使之呈"缗钱状"（成串状），血细胞自动计数仪测出的平均红细胞体积偏大，但骨髓瘤的特异表现是 MA 所没有的。

（4）非造血系统疾病：甲状腺功能减退、肿瘤化疗后遗症等。

五、治疗

（一）原发病的治疗

有原发病（如胃肠道疾病、自身免疫病等）的 MA，应积极治疗原发病；用药后继发的 MA，应酌情停药。

（二）补充缺乏的营养物质

（1）叶酸缺乏：口服叶酸用至贫血表现完全消失；若无原发病，不需维持治疗；如同时有维生素 B_{12} 缺乏，则需同时注射维生素 B_{12}，否则可加重神经系统损伤。

（2）维生素 B_{12} 缺乏：肌注维生素 B_{12}，无维生素 B_{12} 吸收障碍者可口服维生素 B_{12} 片剂直至血象恢复正常；若有神经系统表现，治疗维持半年到一年;恶性贫血患者，治疗维持终身。

六、裴正学教授诊疗巨幼细胞贫血的经验

（一）裴正学教授对本病的认识

本病属于祖国医学的"虚劳""虫病""萎黄"等范畴。

（二）裴正学教授对本病病因病机的认识

裴正学教授认为本病主要与脾胃虚弱、出血和虫积有关。本病是由于脾胃功能低下所致。《风劳臌膈四大证治》认为：脾胃为气血生化之大源，又为后天之本。所指的就是脾胃运化功能在机体营养吸收、血液成分的形成方面有着至关重要的作用。脾主运化，主升，喜燥而恶湿；胃主受纳，主降，喜润而恶燥。在正常生理情况下，脾胃一升一降，一燥一润共同维护着人体的消化、吸收功能的平衡。故当脾胃功能失调，

气血生化无源则易产生营养性巨幼细胞性贫血。

（三）裴正学教授诊疗本病的经验

治疗巨幼细胞性贫血当首从调补脾胃入手，这也是辨证与辨病相结合。其代表方剂有二：一为香砂六君子汤，二为半夏泻心汤。前者功在健脾化湿，治疗痞满、纳差、乏力、吐泻、舌淡苔薄白、脉沉细，相当于现代医学的慢性胃炎。后者功在和胃降逆，适宜中虚寒热失调所致心下痞硬、满闷不舒引起的胃脘不适，或吐或利、舌黄苔腻、脉弦数等症，相当于现代医学的胃窦炎或胃体、胃窦均有慢性炎症病变。临证需灵活运用，若出现口干、少苔者可加北沙参、麦冬、玉竹、石斛。鼻衄、齿衄者可加丹皮炭、血余炭、薄荷炭、棕榈炭。腹泻者加干姜、附子，便秘者可加大黄、黄连。血小板数量低者可加玉竹、黄精、生地、板蓝根。

1. 脾湿不运

证见：面色萎黄或㿠白，神疲乏力，纳少便溏，舌质淡，苔薄腻，脉细。此型多见于偏食或素体脾胃虚弱之人。

治则：健脾益气。

方药：香砂六君子汤加减。党参 10g，白术 10g，茯苓 10g，炙甘草 6g，半夏 10g，陈皮 6g，木香 5g，砂仁 3g。水煎服、一日 1 剂。如畏寒肢冷时，可加附子、炮姜等。

2. 脾胃失和

证见：中虚寒热失调所致心下痞硬、满闷不舒引起的胃脘不适，或吐或利、舌黄苔腻、脉弦数等症，相当于现代医学的胃窦炎或整个胃体、胃窦均有慢性炎症病变。

治则：健脾和胃，降逆。

方药：宜选半夏泻心汤加减。半夏 6g，黄连 6g，干姜 6g，人参 6g，大枣 4 枚。水煎服，一日 1 剂。

3. 气血两亏

证见：面色苍白，倦怠无力，头晕心悸，少气懒言，舌质淡而胖，苔薄，脉濡细。此型多见于急性失血或巨幼细胞贫血严重者。

治则：气血双补。

方药：八珍汤加减。党参 10g，黄芪 10g，白术 10g，当归 10g，熟地 15g，陈皮 6g，炙甘草 5g，大枣五枚。水煎服，一日 1 剂。月经过多或崩漏不止者，可加阿胶、艾叶炭等补血止血。

（四）有关本病辨证论治的案例

例 1：患者李某，女，60 岁。有慢性胃炎病史，反复鼻腔出血 2 年，加重 3 天，曾经多方治疗无效，遂于 1999 年 8 月求治于裴正学教授。初诊：患者精神萎靡倦怠，面色萎黄，纳差，口苦口干，腹胀便秘，间断性鼻腔出血，脉沉细，舌红少苔。化验示：红细胞 2.01×10^{12}/L，平均红细胞体积 120fl，血小板 50×10^9/L，血红蛋白 50g/L，白细胞 2.9×10^9/L。骨髓检查示：骨髓有核细胞明显增多，以巨幼红细胞增生为主。

西医诊断：营养性巨幼细胞性贫血。除给予维生素 B_{12} 500μg 肌注，每日 1 次，叶酸 10mg 口服，每日 1 次外，重点以中药调理脾胃治疗。

方药：北沙参 15g，麦冬 10g，玉竹 6g，石斛 6g，丹参

10g，木香 6g，草豆蔻 3g，薄荷炭 15g，丹皮炭 15g，血余炭 15g，大黄 6g，黄连 3g，水煎，分 2 次温服，每日 1 剂，服 10 剂。

二诊：患者服上方 10 剂后鼻腔出血明显减少，大便干缓解，但仍有纳差、口苦，上方去薄荷炭、丹皮炭，加黄连 3g，黄芩 10g，焦三仙各 6g，继服 10 剂，并停用维生素 B$_{12}$ 及叶酸，嘱其加强营养，注意休息。

三诊：患者又服原方 10 剂后，诸症好转，但仍有轻度的乏力、纳差、腹胀，偶有鼻腔出血，舌红苔薄黄，脉弦。化验提示：红细胞 3.03×10^{12}/L，平均红细胞体积 92fl，血小板 60×10^{9}/L，血红蛋白 90 g/L，白细胞 3.2×10^{9}/L。治疗仍以健脾调胃为主，佐以疏肝为辅。药用：木香 3g，草豆蔻 3g，北沙参 10g，麦门冬 10g，玉竹 6g，白术 10g，茯苓 12g，柴胡 10g，白芍 10g，丹皮 10g，栀子 10g，当归 10g，黄连 3g，黄芩 10g，水煎，分 2 次温服，每日 1 剂，取 10 剂。

四诊：患者又服 20 剂后，诸症消失，血象和骨髓检查显示恢复正常，再无鼻腔出血情况，精神饮食也明显改善。

例 2：王某，男，50 岁。胃脘不适，饭后胀满，头晕乏力，纳差 3 年，有时恶心、腹泻，舌淡苔薄白、脉弦细。化验示：红细胞 2.56×10^{12}/L，血红蛋白 82g/L，平均红细胞体积 98fl，胃镜检查提示：胃体部慢性炎症。曾先后用维生素 B$_{12}$、叶酸、替硝唑等西药治疗半年无效，遂求于裴正学教授。患者面色㿠白，精神萎靡，形体消瘦，舌淡苔薄白，脉滑。曾在外院骨髓检查诊断为营养性巨幼细胞性贫血。

西医诊断：①慢性胃炎；②营养性巨幼细胞性贫血。

中医辨证：脾胃气虚。治宜益气健脾，方用香砂六君子汤加味。

方药：木香 3g，草豆蔻 3g，党参 10g，白术 10g，茯苓 12g，甘草 6g，半夏 6g，陈皮 6g，枳实 10g，白芍 10g，生龙牡各 15g，乌贼骨 15g，焦三仙各 6g。有益气补中，健脾养胃，行气化滞，燥湿除痰之功效。水煎分 2 次温服，每日 1 剂，取 10 剂。

二诊：服上方 10 余剂后患者诉胃脘不适、饭后胀满之症明显缓解，但仍感头晕乏力，时有睡眠不佳，查舌、脉同前。化验示：白细胞 $2.9 \times 10^9/L$，血红蛋白 86g/L，平均红细胞体积 96fl。裴正学教授认为：脾生血，心主血，患者脾胃运化功能虽已好转，贫血尚未改善。改用心脾同治、气血同补的方法，用归脾汤加味。药用：黄芪 30g，当归 10g，党参 10g，白术 10g，茯苓 12g，甘草 6g，远志 6g，炒酸枣仁 15g，木香 3g，龙眼肉 10g，生地 12g，何首乌 15g，土大黄 12g，女贞子 12g，水煎分 2 次温服，每日 1 剂，取 10 剂。

三诊：服上方 10 余剂后，脾胃气虚，运化乏力之证消失。患者胃脘不适进一步好转，饮食精神睡眠也有所好转。复查血象示：红细胞 $3.4 \times 10^{12}/L$，血红蛋白 96g/L，平均红细胞体积 92fl，再以上方加减调理，共服中药 40 剂之后，血象复查恢复正常。

四诊：患者病情一直平稳，但 5 天前因饮食不慎而又出现胃脘不适，恶心，大便稀，每日 4 次，纳差，故而再诊，考虑为慢性胃炎合并急性胃炎，治疗以中药为主。药用：陈皮 6g，茯苓 12g，连翘 15g，半夏 6g，焦三仙各 6g，苍术 6g，黄连 6g，木香 6g，水煎分 2 次温服，每日 1 剂，服 5 剂。

五诊：患者恶心、腹泻消失，仍有胃脘不适，纳差。复查血象示：红细胞 3.6×10^{12}/L，血红蛋白 100g/L，平均红细胞体积 94fl，遂改为香砂六君子汤合半夏泻心汤，以增加和胃降逆、开结除痞之功能。水煎分 2 次温服，每日 1 剂，服用 10 剂后，再次复查血象和骨髓，检查显示均正常，随访 3 年未复发。

第四章 再生障碍性贫血

再生障碍性贫血（AA），简称再障，是一种可能由不同病因和机制引起的骨髓造血功能衰竭症。主要表现为骨髓造血功能低下、全血细胞减少所致的贫血、出血、感染综合征。

根据病人的病情、血象、骨髓象及预后，通常将该病分为重型和非重型。从病因上 AA 可分为先天性（遗传性）和后天性（获得性）。获得性 AA 根据是否有明确病因分为继发性和原发性，原发性 AA 即无明确病因者。

一、病因和发病机制

多数病因不明确，可能为:(1)病毒感染,特别是肝炎病毒、微小病毒 B19 等。(2)化学因素，特别是氯霉素类抗生素、磺胺类药物、抗肿瘤化疗药物以及苯等。(3)长期接触 X 射线、镭及放射性核素等。

传统学说认为，在一定遗传背景下，AA 作为一组后天暴露于某些致病因子后获得的异质性"综合征"，可能通过 3 种机制发病：原发、继发性造血干祖细胞（"种子"）缺陷，造血微环境（"土壤"）异常及免疫（"虫子"）异常。

二、临床表现

（一）重型再生障碍性贫血（SAA）

起病急，进展快，病情重；少数可由非重型进展而来。

（1）贫血：多呈进行性加重，苍白、乏力、头晕、心悸和气短等症状明显。

（2）感染：多数病人有发热，体温在39℃以上，个别患者自发病到死亡均处于难以控制的高热之中。以呼吸道感染最常见，感染菌种以革兰阴性杆菌、金黄色葡萄球菌和真菌为主，常合并败血症。

（3）出血：均有不同程度的皮肤、黏膜及内脏出血。皮肤表现为出血点或大片瘀斑，口腔黏膜有血疱，有鼻出血、牙龈出血、眼结膜出血等。深部脏器出血时可见呕血、咯血、便血、血尿、阴道出血、眼底出血和颅内出血，后者常危及病人的生命。

（二）非重型再生障碍性贫血（NSAA）

起病和进展较缓慢，病情较重型轻。

（1）贫血：慢性过程，常见苍白、乏力、头晕、心悸、活动后气短等。输血后症状改善，但不持久。

（2）感染：高热比重型少见，感染相对易控制，很少持续1周以上。上呼吸道感染常见，其次为牙龈炎、支气管炎、扁桃体炎，而肺炎、败血症等重症感染少见。常见感染菌种为革兰阴性杆菌和各类球菌。

（3）出血：出血倾向较轻，以皮肤、黏膜出血为主，内脏出血少见。多表现为皮肤出血点、牙龈出血，女性病人有阴道出血。出血较易控制。久治无效者可发生颅内出血。

三、实验室检查

（1）血象：SAA 呈重度全血细胞减少：重度正细胞正色素性贫血，网织红细胞百分数多在 0.005 以下，且绝对值 $<15 \times 10^9/L$；白细胞计数多 $<2 \times 10^9/L$，中性粒细胞 $<0.5 \times 10^9/L$，淋巴细胞比例明显增高；血小板计数 $<20 \times 10^9/L$。NSAA 也呈全血细胞减少，但达不到 SAA 的程度。

（2）骨髓象：SAA 多部位骨髓增生重度减低，粒、红系及巨核细胞明显减少且形态大致正常，淋巴细胞及非造血细胞比例明显增高，骨髓小粒均空虚。

（3）发病机制及其他相关检查：CD_4^+ 细胞：CD_8^+ 细胞比值减低，Thl：Th2 型细胞比值增高；骨髓细胞染色体核型正常，骨髓铁染色示贮铁增多，中性粒细胞碱性磷酸酶染色呈阳性；溶血检查均阴性。

四、诊断与鉴别诊断

（一）诊断

（1）AA 诊断标准：①全血细胞减少，网织红细胞百分数 <0.01，淋巴细胞比例增高；②一般无肝、脾肿大；③骨髓多部位增生减低或重度减低，造血细胞减少，非造血细胞比例增高，骨髓小粒空虚（有条件者做骨髓活检可见造血组织均匀减少）；④除外引起全血细胞减少的其他疾病，如阵发性睡

眠性血红蛋白尿症（PNH）、Evans综合征、免疫相关性全血细胞减少等。

（2）AA分型诊断标准：①SAA-Ⅰ：又称AAA，发病急，贫血进行性加重，常伴严重感染和（或）出血。血象具备下述三项中两项：网织红细胞绝对值 $<15\times10^9/L$，中性粒细胞 $<0.5\times10^9/L$ 和血小板 $<20\times10^9/L$。骨髓增生广泛重度减低。如SAA-Ⅰ的中性粒细胞 $<0.2\times10^9/L$，则为极重型再障（VSAA）。②NSAA：又称CAA，指达不到SAA-Ⅰ型诊断标准的AA。如NSAA病情恶化，临床、血象及骨髓象达SAA-Ⅰ型诊断标准时，称SAA-Ⅱ型。

（二）鉴别诊断

（1）阵发性睡眠性血红蛋白尿症（PNH）：典型患者有血红蛋白尿发作，易鉴别。不典型者无血红蛋白尿发作，全血细胞减少，骨髓可增生减低，易误诊为AA，PNH病人骨髓或外周血可发现 $CD55^-$、$CD59^-$ 的各系血细胞。

（2）骨髓增生异常综合征（MDS）：MDS中的难治性贫血（RA）有全血细胞减少，网织红细胞有时不高甚至降低，骨髓也可低增生，这些易与AA混淆。

（3）自身抗体介导的全血细胞减少：包括Evans综合征和免疫相关性全血细胞减少。

（4）急性白血病（AL）：特别是白细胞减少和低增生性AL，早期肝、脾、淋巴结不肿大，外周两系或三系血细胞减少，易与AA混淆。

（5）急性造血功能停滞：常由感染和药物引起，儿童与营养不良有关，起病多伴高热，贫血重，进展快，多误诊为急性再障。病情有自限性，不需特殊治疗，2～6周可恢复。

（6）其他：反应性噬血细胞综合征也可出现全血细胞减少，但其多有感染诱因、高热、肝脾大，甚至黄疸、腹水，骨髓中成熟组织细胞明显增生且可有噬血现象。

五、治疗

（一）支持治疗

1. 保护措施

预防感染；避免出血；杜绝接触各类危险因素；酌情预防性给予抗感染治疗；必要的心理护理。

2. 对症治疗

（1）纠正贫血：通常认为血红蛋白低于60g/L且病人对贫血耐受较差时，可输血，但应防止输血过多。

（2）控制出血：用促凝血药或止血药。输浓缩血小板对血小板减少引起的严重出血有效。凝血因子不足（如肝炎）时，应予纠正。

（3）控制感染：感染性发热，应取可疑感染部位的分泌物等做细菌培养和药敏试验。

（4）护肝治疗：AA常合并肝功能损害，应酌情选用护肝药物。

（5）祛铁治疗：长期输血的AA病人血清铁蛋白水平增高，血清铁蛋出现"铁过载"，可酌情予祛铁治疗。

（二）针对发病机制的治疗

1. 免疫抑制治疗

（1）抗淋巴 / 胸腺细胞球蛋白：主要用于 SAA。

（2）环孢素：可用于全部 AA。使用时应个体化，参照病人造血功能和 T 细胞免疫恢复情况、药物不良反应（如肝、肾功能损害，牙龈增生及消化道反应）、结合药物浓度等调整用药剂量和疗程。

（3）其他：可使用麦考酚酯、环磷酰胺、甲泼尼龙等治疗 SAA。

2. 促造血治疗

（1）雄激素适用于全部 AA；

（2）造血生长因子适用于全部 AA，特别是 SAA 常用粒 - 单系集落刺激因子（CM-CSF）或粒系集落刺激因子，细胞生成素（EPO），一般在免疫抑制剂治疗 SAA 后使用，剂量可酌减，维持 3 个月以上为宜。

3. 其他

对 40 岁以下、无感染及其他并发症、有合适供体的 SAA 病人，可首先考虑异基因造血干细胞移植。

六、AA 的疗效标准

（1）基本治愈：贫血和出血症状消失，血红蛋白男性达 120g/L、女性达 110g/L，中性粒细胞达 1.5×10^9/L，血小板达 100×10^9/L，随访 1 年以上未复发。

（2）缓解：贫血和出血症状消失，血红蛋白男性达 120g/L、女性达 100g/L，白细胞达 3.5×10^9/L，血小板也有一定程度增加，随访 3 个月病情稳定或继续好转。

（3）明显进步：贫血和出血症状明显好转，不输血，血红蛋白较治疗前 1 个月内常见值增长 30g/L 以上，并能维持 3 个月。

判定以上三项疗效标准者，均应 3 个月内不输血。

（4）无效：经充分治疗后，症状、血常规未达明显改善。

七、裴正学教授诊疗再生障碍性贫血的经验

本病可归属于中医学"虚劳""虚损""血证""血虚"范畴，与脾、肾两脏关系密切，其病机不离肾虚、脾虚、血热妄行、气虚不能统血。

（一）中西医结合论治

1. 中西医结合诊断要点

包括病史、症状、实验室检查。病史：先天不足，多见于 10 岁以下儿童；后天损伤，药物性损害如化疗药、扑热息痛、氯霉素等。症状：贫血症状，归脾汤证如头晕、乏力、失眠、多梦等。出血症状，皮下出血点、鼻衄、妇人月经过多。发热症状，严重感染、贫血性低热。实验室检查：血常规检查显示全血细胞减少，网织红细胞<1%。骨髓检查显示增生低下、增生活跃时巨核细胞下降，骨髓活检显示脂肪化。

2. 中医辨证论治

（1）肾主骨髓，脾主统血。再生障碍性贫血是因为红髓

造血功能障碍所致，以外周血三系细胞减少为特点，裴正学教授认为基于再生障碍性贫血病机，欲使再生障碍性贫血骨髓象获得改善，当从肾论治；而基于再生障碍性贫血的临床表现，因外周血细胞减少，多见颜面萎黄，食欲不振，疲乏无力，少气懒言，心悸健忘，失眠多梦之心脾两虚证，当从脾论治，即所谓"肾主先天，脾主后天。"

（2）脾肾双补，是为正治。"有形之血不能速生，无形之气所当急固。"再生障碍性贫血之红细胞、白细胞、血小板的减少，均属有形成分血细胞的不足，为"有形之血"，欲使"有形之血"生，须当急补"无形之气"，裴正学教授认为再生障碍性贫血治疗的根本环节是补气。"兰州方"中用众多补气药每起沉疴于临危，临床发挥了"气为血帅""补气即是补血"的中医辨证论治观。裴正学教授认为缓则治脾肾，脾肾宜相承，因证而权变。急则治出血，清热又解毒，泻火而凉血。清热解毒就是消炎抗感染，泻火即是止血。并配合活血化瘀，标本同治，轻重主次有章有序，法度井然有序。裴正学教授临床经验得白细胞、血小板从功能属性来看，白细胞属阳，血小板属阴，因而壮阳"升白"、养阴"升板"。红细胞为有形之血，因而"升红"之妙尽在补气养血。此观点虽然仅为朴素之经验，但是的确具有临床实践的内核，是中西医结合辨证的潜心之所在。

3. 中药为主

兰州方及加减经验：兰州方组成为生地 12g，山药 20g，山萸肉 20g，丹皮 10g，茯苓 12g，泽泻 10g，人参须 15g，太子参 15g，北沙参 15g，党参（西洋参）15g，玄参 15g，麦冬 10g，五味子 6g，桂枝 10g，白芍 10g，生姜 6g，大枣 4 枚，炙甘草6g，浮小麦30g。本方以六味地黄汤补肾阴，以补骨生髓；人参须、太子参、北沙参、玄参、党参或西洋参，五参以补气养血。桂枝汤调和营卫以安脏腑阴阳之失调，生脉饮益气养阴。甘麦大枣汤养心安神，心神安则血安。加减药物：升白细胞为主，选用附片或川乌、草乌、马钱子、肉桂、当归、补骨脂、菟丝子、沙苑子、鸡血藤、黄芪、西洋参、鹿茸等。升血小板为主，选用女贞子、旱莲草、玉竹、黄精、大枣、阿胶、连翘、土大黄、墓头回等。升红细胞为主，选用归脾汤加人参须、太子参、北沙参、玄参、西洋参、何首乌、二至丸、水蛭等。裴正学教授认为：人参须，须者形尖气锐，能入血分。清热解毒多用黄连解毒汤加新五味消毒饮（半枝莲、白花蛇舌草、夏枯草、虎杖、蚤休）。泻火凉血选用犀角①地黄汤加减。活血化瘀常用汉三七、三棱、莪术、黄药子、香附、红花、丹参、水蛭。并肝病者，加减小柴胡汤甚妙。

4. 西药为辅

抗感染、输血及对症支持治疗。

（二）分型辨治

裴正学教授认为，治疗再生障碍性贫血关键是补肾健脾、活血化瘀。健脾之功在末梢，末梢者标也；补肾之功在骨髓，骨髓者本也；补肾为主，健脾为辅。裴正学教授治疗再生障

---

① 犀角：现已禁用，可用水牛角代，下同。

碍性贫血，常常集补肾、健脾、活血化瘀于一体。临床中常根据具体情况选用药物：升高白细胞为主，选用马钱子、当归、补骨脂、菟丝子、沙苑子、鸡血藤、黄芪、西洋参、鹿茸等；升血小板为主，选用女贞子、旱莲草、玉竹、黄精、生地黄、连翘、土大黄等；升红细胞为主，选用归脾汤加人参须、太子参、北沙参、玄参、西洋参、何首乌、二至丸、水蛭等。现代药理研究表明，补肾药能促进造血干细胞的恢复，刺激骨髓增生，调整机体的免疫功能，抑制造血干细胞的过度凋亡，改善骨髓造血功能。益气健脾药对骨髓造血细胞也有促进增殖作用，能使骨髓处于有丝分裂的细胞数增加，与补肾药相配合，对骨髓的造血功能有促进和保护作用。活血化瘀中药能改善骨髓造血微环境，调整机体的免疫功能，解除骨髓微环境的免疫损伤，促进再生障碍性贫血恢复。

再障患者除因气血不足导致的面色苍白、头晕目眩、纳差乏力等脾虚证候外，尚有耳鸣、神疲、阳痿、遗精等肾亏表现。在治疗上裴正学教授重在健脾与补肾，交替使用，灵活权变。小儿及青壮年患者，元气多未亏损，以健脾为主，补肾为辅；老年患者，元气大多亏虚，则补肾为主，健脾为辅。另外尚有新病重健脾、久病重补肾，外周血象之异常重在健脾，骨髓象之异常重在补肾等侧重关系。益气不忘养血，养血不忘益气；补肾时应注意阴阳互根，温阳不忘养阴，养阴不忘养阳。再障患者气血亏虚日久，必然导致血瘀，而瘀血不去，新血不生又可加重血虚，引起出血，临床上除气血亏虚表现，尚有脉涩、舌有瘀斑、或齿衄、鼻衄等瘀血表现。故裴正学教授在治疗再障发病时间较长，而临床又有瘀血表现之患者时，每将活血与补肾健脾熔于一炉，故而疗效显著。

其中，健脾以归脾汤为主方，方中重用龙眼肉 15 ~ 25g；补肾以金匮肾气汤为主方，方中重用山萸肉，用量 15 ~ 30g。若有面颊潮红、五心烦热者，可加二至丸；若有形寒肢冷、腰膝酸弱者改用右归丸。再障本质上属虚，但"至虚"可有"实候"，部分患者有发热、鼻衄、齿衄、皮肤瘀斑等标实证。发热，邪在气分可用人参白虎汤加味；入营分用清营汤加味；鼻衄、齿衄、皮下瘀斑者，治疗本着"泻心即为泻火，泻火便是止血"之原则，酌加黄连、黄芩、大黄，然热退血止之后，必以调补脾肾为主。对于瘀血与肾虚并存者裴正学教授常用自拟方当川合剂，药用：当归 10g，川芎 6g，生地 12g，仙鹤草 15g，何首乌 15g，土大黄 15g，鸡血藤 15g，丹参 15g，红花 6g，黑大豆 30g，山萸肉 20g，龙眼肉 15g，女贞子 15g，枸杞子 15g，补骨脂 15g，肉苁蓉 10g，马钱子 1 枚。方中当归、川芎、鸡血藤、丹参、红花活血化瘀；生地、首乌、山萸肉、女贞子、枸杞子、补骨脂滋阴补肾；仙鹤草、土大黄止血补虚；圆肉脾肾双补，马钱子 1 枚，裴正学教授认为它能祛风通络，改善再障患者的免疫状态，在方药中加入马钱子 1 枚（油炸后除去毒性），疗效倍增。

1. 补肾健脾

《素问·阴阳应象大论》曰："肾生骨髓。"《素问·生气通天论》曰："骨髓坚固，气血皆从。"《张氏医通》曰："血之源头在乎肾。"《灵枢·决气》曰："中焦受气取汁，变化而赤，是谓血。"《难经·四十二难》曰：脾主裹血，温五脏。说明血液的生成和输布与脾的关系甚为密切。《素问·阴阳应象大论》曰："形不足者，温之以气；精不足者，补之以味。"裴正学教授在补益肾精的同时，重用健脾药，此所谓"有形之血不能速生，无形之气所当急固。"裴正学教授集50多年临床经验认为：补肾可调节骨髓造血功能，临床中常选用地黄、山茱萸、山药、菟丝子、枸杞子、女贞子、肉苁蓉、鹿茸等，肾虚者常有头晕耳鸣、腰膝酸软、记忆力减退等症，尤其要重用山茱萸，用量可至30g。健脾药常选用人参须、党参、北沙参、太子参，患者常有颜面萎黄、疲乏无力、食欲不振、失眠多梦等症，归脾汤、补中益气汤为常用方，重用龙眼肉至30g；健脾药偏于改善末梢血液循环。气虚统摄无权，则血溢脉外，治疗宜益气凉血，常用人参须、党参、北沙参、太子参、仙鹤草、土大黄、鸡血藤、生薏苡仁、黄芪、山栀子、生地黄、牡丹皮、丹参、连翘之属。

2.活血化瘀

再生障碍性贫血的发生是由于骨髓造血干细胞衰竭。肾主骨、藏精、生髓，为先天之本；脾主运化，为气血生化之源，是后天之本；"精血同源"，所以补肾填精是治疗再生障碍性贫血的根本，健脾益气亦不可少。裴正学教授认为"瘀血不去，新血不生""久病入络"，瘀血内停，久留不去，使脏腑得不到营养物质的濡养温煦，加重了脏腑虚损，虚损又会进一步导致血瘀形成，这种因虚致瘀、由瘀致虚的恶性循环，使再生障碍性贫血病情进一步加重，所以活血化瘀亦为治疗再生障碍性贫血之方法。常选用当归、川芎、红花、牡丹皮、丹参、鸡血藤、汉三七等养血活血之品，再加用水蛭破血逐瘀，裴教授认为该药能明显增加患者之恢复速度，促进患者自愈。

3. 清热解毒

"邪之所凑，其气必虚。"再生障碍性贫血患者正气亏虚，最易感受外邪，裴正学教授治疗再生障碍性贫血常加祛风药，如羌活、独活、防风等药，此所谓"风为百病之长，能生万物，亦能害万物"之故也。外感风热或风寒之邪，入里化热，则可灼伤脉络，发生齿衄、肌衄及紫癜，证属热迫血行，治宜清热解毒、泻火凉血，常用三黄泻心汤、犀角地黄汤等方。裴正学教授认为泻心即是泻火，泻火即是止血，常用金银花、连翘、蒲公英、白花蛇舌草、败酱草、牡丹皮、丹参、紫草、茜草、仙鹤草、益母草、白芍、女贞子、生地黄、泽兰、香附子、大黄、黄芩、黄连之属。

（三）治疗原则

裴正学教授治疗再生障碍性贫血从肾主骨髓，脾主末梢；有形之血不能速生，无形之气所当急固；缓则健脾补肾，急则泻火凉血；壮阳升"白"，养阴升"板"、升"红"等四个方面辨证处方遣药，临床获得良好的疗效。

1. 肾主骨髓，脾主末梢

再生障碍性贫血是骨髓造血功能障碍所致，以末梢血中三系细胞减少为特点。《素问·阴阳应象大论》说："肾主骨生髓。"基于这一论述，裴正学教授认为：欲使再障患者之骨髓象得以改善，须从治肾着眼，认为六味地黄汤确具调节骨髓造血功能之作用，其中山茱萸用量可大至 30g，作用显著。《灵枢·决气》说："中焦受气取汁，变化而赤，是谓血。"《难经·四十二难》说："脾……，主裹血，温五脏。"这些论述说明血液之生成和输布与脾的关系至为密切。裴正学教授认为健脾益气法偏于改善末梢血象，首选归脾汤，方中龙眼肉用量大至 30g，则疗效更佳。再障患者临床表现多见颜面萎黄、食欲不振、疲乏无力、少气懒言、心悸健忘、失眠多梦等心脾两虚证；亦常见头晕、耳鸣、腰酸、腿困等肾气不足证。对于这种临床表现，投归脾、六味类加减变通，是符合理、法、方、药统一原则的。祖国医学认为"肾主先天，脾主后天"，在对血液病的治疗中，裴正学教授领悟出"肾主骨髓，脾主末梢"，即用补肾调节骨髓造血功能，用健脾益气改善末梢血象。

2. 有形之血不能速生，无形之气所当急固

三系细胞减少为再障的主要特点。而三种细胞均属血液中的有形成分，此所谓"有形之血"。欲使"有形之血"生，必须急补"无形之气"，这一思想源于"阴阳互根"的理论，后人又发展为"气为血之帅"说，经裴正学教授临证发挥，用以治再障，每药中的。补气药中首选太子参，裴正学教授谓"此物味淡气雄，可入血分"，其次吉林参、北沙参、党参、黄芪等亦属常用之品。其中吉林参价昂，以人参须代之，裴正学教授谓"须者形尖气锐，径入血分""气为阳之根"，气虚既久，必致阳虚，故在补气药中，酌加淫羊藿、补骨脂、菟丝子等壮阳之品，每能相得益彰。

3. 缓则健脾补肾，急则泻火凉血

益气健脾与补肾壮阳为治疗再障固本之法，然而当出现感染、出血等症时，往往病情较急，多数表现为一派内火炽盛、热盛迫血的证候（极少数为气虚不能统血）。在这种情况下裴正学教授主张清热、泻火、凉血。他对唐容川"心为君火，化生血液，是血即火之魄，火即血之魂，火升故血升，火降即血降也。知血生于火，火主于心，是知泻心即是泻火，泻火即是止血"的见解甚为赞赏，对再障急发之出血、感染多选用三黄泻心汤，认为此方是再障泻火、止血之首选方剂，此方一派苦寒，直折实火，寓止血于泻火之中。方中加生地黄20g，意在凉血，使其止血之力更大；加生石膏30~60g，使其泻火之力更强，谓："生石膏味淡、质沉，淡则入气，沉则达血，血证之发热，非此不能清解。通过长期临床观察，摸索出"缓则健脾补肾，急则泻火凉血"的经验。

4. 壮阳升"白"、养阴升"板"、补气养血升"红"

裴正学教授在长期临床实践中，提出了壮阳升"白"、养阴升"板"、补气养血升"红"的概念，虽然仅属朴素的经验，但却具备临床实践的精髓。《素问·阴阳应象大论》说："阳化气，阴成形。"张景岳曰："阳动而散，故化气阴静而凝，故成形。"从白细胞和血小板的功能属性来看，白细胞似属于阳；血小板似属于阴；红细胞可谓有形之血，提升之法自当补气养血。现将裴正学教授常用药物列举如下：提升白细胞主要用肉桂、附子、苦参、党参、补骨脂、鸡血藤、黄芪、西洋参、八角茴香；提升血小板主要用玉竹、黄精、大枣、生地黄、阿胶、

龟板胶、鹿角胶、连翘、土大黄；提升红细胞主要用归脾汤、人参养荣汤，太子参、人参须、党参、黄芪、何首乌、山茱萸、龙眼肉、鸡血藤、女贞子、旱莲草。

（四）案例分析

例1：患者，女，42岁，2009年12月28日初诊。主诉：腰膝酸软、神疲乏力1年。现病史：患者于2008年底，双下肢出现散在紫癜，2009年12月24日骨髓穿刺诊断为再生障碍性贫血。曾在当地医院给予激素、免疫抑制剂（环磷酰胺）治疗，疗效不佳，于是求治于裴正学教授门诊。

证见：面色苍白，头晕耳鸣，腰膝酸软，神疲乏力，舌淡红，苔薄白，脉细数。查血常规示：白细胞 2.3×10^9/L，红细胞 1.55×10^{12}/L，血红蛋白58g/L，血小板 21×10^9/L。

西医诊断：再生障碍性贫血。

中医辨证：虚劳。证属肾精不足、气血两亏，治宜填精补髓、益气生血。

方药：人参须15g，太子参15g，北沙参15g，党参15g，当归12g，川芎6g，生地黄12g，何首乌15g，仙鹤草15g，土大黄10g，鸡血藤15g，红花6g，牡丹皮6g，丹参20g，山茱萸30g，龙眼肉10g，菟丝子10g，枸杞子10g，女贞子10g，肉苁蓉10g，马钱子1个（油炸），一日1剂，水煎分两次服；鹿茸、水蛭等份装胶囊，0.5g/次，2次/d。

服药1个月，精神明显好转，面色如常，头晕、心悸、腰膝酸软完全消失，复查血常规：白细胞 4.34×10^9/L，红细胞 4.36×10^{12}/L，血红蛋白127g/L，血小板 109×10^9/L。嘱患者继续口服裴氏升血颗粒以善后，基本药物组成：生地黄、山药、山茱萸、丹皮、茯苓、泽泻、人参须、太子参、北沙参、西洋参、潞党参、麦冬、五味子、桂枝、白芍、生姜、大枣、炙甘草、浮小麦，15g/次，2次/d；鹿茸、水蛭等份装胶囊，0.5g/次，1次/d。裴氏升血颗粒以六味地黄汤为主方，加鹿茸填精补髓；人参须、太子参、北沙参、潞党参健脾益气；桂枝汤内安脏腑阴阳；生脉散益气养阴；甘麦大枣汤养心安神；水蛭破血逐瘀。该方集补肾、健脾、活血于一炉，立方严谨、内涵丰富。患者每月复查1次，病情稳定。

例2：患者乔某，男，19岁。再生障碍性贫血14年，门诊常以兰州方加减治疗，病情稳定。2000年7月，患者因感冒症见皮肤紫斑，伴齿衄，鼻衄，头晕乏力，面色苍白，手足心热，苔薄黄，脉数。查体：体温37.8℃，心率112次/min，呼吸22次/min，血压108/86mmHg，神清，重度贫血貌。血常规检查：白细胞2.1×10^9/L，红细胞1.28×10^{12}/L，血红蛋白40g/L，血小板14×10^9/L，网织红细胞0.12%。尿常规：潜血（++），余无异常。大便常规正常。生化检查：谷丙转氨酶68U/L，余无异常。骨髓象示：骨髓增生低下，以红细胞系为甚，巨核细胞2个/全片。

中医辨证：阴虚内热，血不守舍，治以标本兼顾之兰州方加减。

方药：兰州方加升血小板之土大黄15g，墓头回10g，女贞子15g，旱莲草15g，减人参须、党参及桂枝汤，意在养阴而不助火，防补气助热。出血盛时加薄荷炭15g，侧柏炭

15g，茜草炭 15g，水煎服，每天 1 剂。间断输血及血小板。

治疗 1 个月后患者牙龈出血及鼻衄减轻，皮肤出血点减少，仍面色苍白，四肢无力，且易感冒，舌质淡，舌苔薄白，脉大，停输血。查红细胞 3.2×10^{12}/L，白细胞 2.4×10^{9}/L，血红蛋白 50g/L，血小板 81×10^{9}/L，网织红细胞 0.42%。方药：生地 12g，山萸肉 20g，山药 10g，丹皮 10g，茯苓 12g，泽泻 10g，桂枝 10g，白芍 10g，生姜 6g，大枣 4 枚，炙甘草 6g，西洋参 15g，黄芪 30g，土大黄 15g，女贞子 15g，旱莲草 15g，枸杞子 15g，仙鹤草 15g，连翘 15g，马钱子 1 个（油炸），当归 10g，浮小麦 30g，麦冬 10g，五味子 3g，鸡血藤 15g，鹿茸 1.5g（冲），服药 3 个月后，患者面色红润，舌质淡红，苔薄白，脉沉细。查红细胞 2.4×10^{12}/L，白细胞 4.6×10^{9}/L，血红蛋白 103g/L，血小板 90×10^{9}/L，网织红细胞 0.39%。上方减连翘、枸杞子、仙鹤草、鹿茸、土大黄，加防风 12g，人参须 15g，龙眼肉 30g，玄参 15g，党参 15g，白术 10g，水蛭 3g（冲），服 3 个月后，改为裴氏扶正颗粒（兰州方之院内制剂），服药 1 年，随访病情未反复。2002 年 3 月患者因"黄疸、乏力、齿衄 2 周"急诊入院，查谷丙转氨酶 246U/L，被确诊为急性黄疸型肝炎。当时血象显示全血细胞减少，网织红细胞 0.53%，骨髓象为增生活跃，但巨核细胞全片仅见 2 个，裴正学教授诊之，认为新病与痼疾相兼，先治新病，后治痼疾。辨证为本虚标实，治则标本兼顾，投以小柴胡汤加五味消毒饮，方药：柴胡 10g，黄芩 10g，半夏 6g，党参 10g，生姜 6g，甘草 6g，大枣 4 枚，二花 15g，连翘 15g，蒲公英 15g，败酱草 15g，白花蛇舌草 15g，半枝莲 15g，茵陈 15g，山栀子 10g，生大黄 10g，丹参 30g，黄芪 30g，女贞子 15g，旱莲草 15g。10 剂后患者黄疸尽退，肝功能恢复正常，而血红蛋白升至 100g/L，网织红细胞恢复正常，白细胞 5.6×10^9/L，血小板 114×10^9/L。疑有误差，即行骨穿，骨髓象示：正常骨髓象。再生障碍性贫血因之而临床痊愈，即嘱以兰州方常服。随访 3 年，患者病情稳定。

按：先天内在缺陷引起之疾病，易感染甲肝，裴正学教授认为，中医之至虚有盛候，大实有羸状，再生障碍性贫血易感染肝炎，中药小柴胡汤是治疗再生障碍性贫血并发各种肝炎的首选方剂，且常有起死回生之效。该患者病情危笃，治疗于举手之间发生逆转，因而临床必须重视。且中药水蛭具有类激素样效应，用之有效。二至丸补肾而无滋腻伤脾之害，特别是久病再生障碍性贫血之人，阴虚难调，宜常用之，使"阴平阳秘"，故再生障碍性贫血乃治。

例 3：患者白某，男，54 岁，于 2003 年 11 月就诊。自诉头晕、乏力、纳呆、便溏、形寒肢冷、腰膝酸软。查体：形体消瘦，贫血貌，心、肺（–），腹平软，脾脏肋下可触及约 3cm，舌淡苔少，脉沉细无力。实验室检查：红细胞 2.1×10^{12}/L，血红蛋白 63g/L，血小板 50×10^9/L，白细胞 2.0×10^9/L，网织红细胞 1.2%。

西医诊断：经骨髓片诊断为再生障碍性贫血。

方药：治以益气健脾，归脾汤加减。党参 10g，白术 10g，黄芪 30g，当归 10g，茯苓 12g，甘草 6g，木香 3g，龙眼肉 20g，附子 6g，肉桂 3g，鸡血藤 15g，补骨脂 15g。水煎，一日 1 剂。服 20 余剂后，精神饮食好转，大便已成形，但仍畏寒腰困、耳鸣，查舌脉同前。化验：血红蛋白 82g/L、血小板 61×10^9/L，红细胞 2.85×10^{12}/L，白细胞 2.6×10^9/L。故又更方为右归丸加味：山药 15g，鹿角胶 10g，枸杞子 15g，杜仲 10g，山茱萸 30g，当归 10g，附子 6g，肉桂 3g，菟丝子 15g，生地黄 15g，丹参 10g，木香 3g，草豆蔻 13g，水煎服，每日 1 剂。又服 30 余剂，畏寒、腰困之症均明显改善，复查血常规：血红蛋白 103g/L、血小板 64×10^9/L，红细胞 3.4×10^{12}/L，白细胞 3.4×10^9/L，接近正常。

例 4：患者沈某，女，19 岁，有 3 年再障病史，于 2004 年 2 月就诊。症见头晕、乏力、目眩耳鸣、鼻衄、齿龈出血、咽干、月经量多。查体：面色苍白，双上肢皮下有散在瘀斑。心肺未见异常，腹平软，脾脏肋下未触及，舌质黯红苔少，脉弦细涩。实验室检查：白细胞 2.8×10^9/L，红细胞 1.39×10^{12}/L，血红蛋白 58g/L，网织红细胞 1%，血小板 27×10^9/L。

西医诊断：经骨髓片诊断为再生障碍性贫血。

中医辨证：肾阴亏虚，瘀血内阻。治宜滋阴补肾、活血化瘀。

方药：当归 10g，川芎 6g，鸡血藤 15g，丹参 15g，红花 6g，生地黄 12g，仙鹤草 15g，何首乌 15g，土大黄 15g，黑大豆 30g，山茱萸 20g，龙眼肉 15g，女贞子 15g，枸杞子 15g，补骨脂 15g，肉苁蓉 10g。服上方 28 剂后，头晕目眩之症缓解，但仍有鼻衄、咽干，查血红蛋白 63g/L，血小板 39×10^9/L，红细胞 2.54×10¹²/L，白细胞 4.4×10⁹/L。故上方去补骨脂，加黄连 3g，黄芪 10g。继服 40 余剂后，复查血常规示：血红蛋白 85g/L，血小板 63×10⁹/L，红细胞 3.5×10¹²/L，白细胞 3.8×10⁹/L。患者诸症消失。

例 5：患者马某，男，54 岁。于 1992 年 5 月就诊。自诉头晕乏力、纳呆便溏、形寒肢冷、腰膝酸弱。查体：形体消瘦，两肺未见明显异常，腹平软，脾大肋下可及，舌淡少苔，脉沉细。化验示：红细胞 2.1×10⁹/L，血红蛋白 63g/L，血小板 50×10⁹/L，白细胞 2.0×10⁹/L，网织红细胞 1.2%。

西医诊断：经骨髓象诊断为再生障碍性贫血。

中医辩证：脾胃气虚证。治宜益气健脾。

方药：用归脾汤加减。黄芪 30g，当归 10g，党参 10g，白术 10g，茯苓 12g，甘草 6g，木香 3g，桂圆肉 20g，附子 6g，肉桂 3g，鸡血藤 15g，补骨脂 15g，水煎服，每日 1 剂。服 20 剂后，精神饮食好转，大便已成形。但仍畏寒、腰困、耳鸣、遗精，查舌脉同前。化验示：血红蛋白 70g/L、血小板 60×10⁹/L，红细胞 2.4×10⁹/L，白细胞 2.4×10⁹/L，故又改为右归丸加味。方药：山药 15g，鹿角胶 15g，枸杞子 15g，杜仲 10g，山萸肉 30g，当归 10g，菟丝子 15g，附子 6g，肉桂 3g，生地 15g，丹参 10g，木香 3g，草豆蔻 3g，水煎服，每日 1 剂。服 20 余剂，畏寒、腰困之症均明显改善。复查血常规：血红蛋白 84g/L，血小板 64×10⁹/L，白细胞 3.4×10⁹/L，红细胞 3.4×10⁹/L，接近正常。

例 6：患者张某，女，44 岁。有 10 余年再障病史，于

1995 年 4 月就诊。症见头晕、乏力、目眩、耳鸣、鼻衄、咽干、月经量多。查体：面色苍白，双上肢皮下有散在瘀斑。心肺未见异常，腹平软，脾脏肋下可及。舌淡少苔，脉搏细涩。化验示：红细胞 1.9×10^{12}/L，血色素 60g/L，血小板 50×10^9/L，白细胞 2.4×10^9/L，网织红细胞 1%。

西医诊断：经骨髓象诊断再生障碍性贫血。

中医辨证：肾阴亏虚，瘀血内阻。治宜滋阴补肾、活血化瘀。

方药：当归 10g，川芎 6g，生地 12g，仙鹤草 15g，何首乌 15g，土大黄 15g，鸡血藤 15g，丹参 15g，红花 6g，黑大豆 30g，山萸肉 20g，龙眼肉 15g，女贞子 15g，枸杞子 15g，补骨脂 15g，肉苁蓉 10g，服上方 20 余剂后头晕目眩之症缓解，但仍有鼻衄、咽干。查红细胞 3.5×10^{12}/L，血色素 85g/L，血小板 60×10^9/L，白细胞 3.0×10^9/L。患者诸症消失。

第五章　骨髓增生异常综合征

骨髓增生异常综合征（MDS）是一组起源于造血干细胞，以血细胞病态造血，高风险向急性髓系白血病（AML）转化为特征的异质性髓系肿瘤性疾病。

一、病因和发病机制

原发性 MDS 的确切病因尚不明确，继发性 MDS 见于烷化剂、拓扑异构酶抑制剂、放射线、有机毒物等密切接触者。

MDS 是起源于造血干细胞的克隆性疾病，异常克隆细胞在骨髓中分化，成熟障碍，出现病态，无效造血，并呈现高风险向 AML 转化趋势。部分 MDS 病人可发现造血细胞中有基因突变或表现遗传学改变或染色体异常或骨髓造血微环境异常，这些异常可能参与 MDS 的多因素、多步骤、连续动态的发生发展过程。

二、临床表现

几乎所有的 MDS 病人都有贫血症状，如乏力、疲倦。约 60% 的 MDS 病人有中性粒细胞减少，由于同时存在中性粒细胞功能低下，使得 MDS 病人容易发生感染，约有 20% 的 MDS 死于感染。40% ~ 60% 的 MDS 病人有血小板减少，随着疾病进展可出现进行性血小板减少。

法美英（FAB）协作组主要根据 MDS 病人外周血、骨髓中的原始细胞比例、形态学改变及单核细胞数量，将 MDS 分为 5 型：难治性贫血（RA）、环形铁粒幼细胞性难治性贫血（RAS/RARS）、难治性贫血伴原始细胞增多（RAEB）、难治性贫血伴原始细胞增多转变型（RAEB-t）、慢性粒 - 单核细胞性白血病（CMML）。

世界卫生组织（WHO）提出了新的 MDS 分型标准，认为骨髓原始细胞达 20% 即为急性白血病，将 RAEB-t 归为 AML，并将 CMML 归为 MDS/MPN（骨髓增生异常综合征 / 骨髓增殖性肿瘤）。2016 年版 WHO 标准更加强调病态造血累及的细胞系和骨髓中原始细胞比例，删除了"难治性贫血"命名。将有 5 号染色体长臂缺失伴或不伴其他一种染色体异常（除外 7 号染色体异常）的 MDS 独立为伴有孤立 5q¯ 的 MDS；增加了 MDS 未能分类（MDS-U）。目前临床 MDS 分型中平行使用 FAB 和 WHO 标准。

RA 和 RARS 病人多以贫血为主，临床进展缓慢，中位生存期 3 ~ 6 年，白血病转化率 5% ~ 15%。RAEB 和 RAEB-t 多以全血细胞减少为主，贫血、出血及感染易见，可伴有脾大，病情进展快，中位生存时间分别为 12 个月和 5 个月，RAEB 的白血病转化率在 40% 以上。

CMML 以贫血为主，可有感染和（或）出血，脾大常见，中位生存期约 20 个月，约 30% 转变为 AML。

三、实验室检查

（1）血象和骨髓象：持续一系或多系血细胞减少，血红蛋白 <100g/L、中性粒细胞 $<1.8 \times 10^9$/L、血小板 $<100 \times 10^9$/L。骨髓增生度多在活跃以上，少部分呈增生减低。

（2）细胞遗传学检查：40% ～ 70% 的 MDS 有克隆性染色体核型异常，多为缺失性改变。利用荧光原位杂交技术（FISH），可提高细胞遗传学异常的检出率。

（3）病理检查：骨髓病理活检可提供病人骨髓内细胞增生程度、巨核细胞数量、原始细胞群体、骨髓纤维化及肿瘤骨髓转移等重要信息，有助于排除其他可能导致血细胞减少的因素或疾病。

（4）免疫学检查：流式细胞术可检测到 MDS 病人骨髓细胞表型存在异常，对于低危组 MDS 与非克隆性血细胞减少症的鉴别诊断有一定价值。

（5）分子生物学检查：使用高通量测序技术多数 MDS 病人骨髓细胞中可检出体细胞性基因突变，对 MDS 的诊断及预后判断有潜在应用价值。

四、诊断与鉴别诊断

根据病人血细胞减少和相应的症状及病态造血、细胞遗传学异常、病理学改变，MDS 的诊断不难确立。虽然病态造血是 MDS 的特征，但有病态造血不等于就是 MDS。MDS 的

诊断尚无"金标准",是一个除外性诊断,常应与以下疾病鉴别:

(1)慢性再生障碍性贫血(CAA):常需与 MDS-MLD 鉴别。MDS-MLD 的网织红细胞可正常或升高,外周血可见到有核红细胞,骨髓病态造血明显,早期细胞比例不低或增加,染色体异常,而 CAA 一般无上述异常。

(2)阵发性睡眠性血红蛋白尿症(PNH):也可出现全血细胞减少和病态造血,但 PNH 检测可发现外周血细胞表面错链蛋白缺失,Ham 试验阳性及血管内溶血的改变。

(3)巨幼细胞贫血:MDS 患者细胞病态造血可见巨幼样变,易与巨幼细胞贫血混淆,但后者是由于叶酸、维生素 B_{12} 缺乏所致,补充后可纠正贫血,而 MDS 的叶酸、维生素 B 水平不低,用叶酸、维生素 B_{12} 治疗无效。

(4)慢性髓系白血病(CML):CML 的 Ph 染色体、*BCR-ABL* 融合基因检测为阳性,而 CMML 则无。

五、治疗

修订的 MDS 国际预后积分系统(IPSS-R)依据病人血细胞减少的数量、骨髓中原始细胞比例及染色体核型来评价预后,指导治疗。对于低危 MDS 的治疗主要是改善造血、提高生活质量,采用支持治疗、促造血、去甲基化药物和生物反应调节剂等治疗,而中高危 MDS 主要是改善自然病程,采用去甲基化药物、化疗和造血干细胞移植。

(1)支持治疗严重贫血和有出血症状者可输注红细胞和血小板,粒细胞减少和缺乏者应注意防治感染。长期输血致铁超负荷者应祛铁治疗。

（2）促造血治疗可考虑使用 EPO、雄激素等，能使部分病人造血功能改善。

（3）生物反应调节剂沙利度胺及来那度胺对伴单纯 5q$^-$ 的 MDS 有较好疗效。ATG 和（或）环孢素可用于少部分极低危组 MDS。

（4）去甲基化药物阿扎孢苷和地西他滨能逆转 MDS 抑癌基因启动子 DNA 过甲基化，改变基因表达，减少输血量，并提高生活质量，延迟向 AML 转化。

（5）分子生物学检查使用高通量测序技术，多数 MDS 病人骨髓细胞中可检出体细胞性基因突变，对 MDS 的诊断及预后判断有潜在应用价值。

六、裴正学教授诊疗骨髓增生异常综合征的经验

（一）中医辨证论治

鉴于该病具有面色苍白、头晕乏力、心悸气短、腰酸腿困等症状，裴正学教授认为该病之病机应是以虚为本。根据中医"肾主骨，骨藏髓，髓生血"之说，该病之骨髓象的改善当从肾论治。"脾主统血，脾主四末"，"中焦受气取汁，变化而赤，谓之血"说明血液之生成和输布与脾的关系至为密切。"肾主先天，脾主后天"前者为先天之本，精血之源，藏真阴而育元阳，为脏腑阴阳之根本。后者为后天之本，水谷之海，运化水谷精微以化生气血，滋养脏腑，故健脾补肾为

扶正固本之大法。"气为阳，血为阴，孤阴不长，独阳不生"，裴正学教授认为气为血帅，血为气母，有形之血难以骤生，无形之气须当急补。因此治疗时亦要紧紧抓住补气这一环节。《素问遗篇·刺法论》说："正气存内，邪不可干。"《素问·评热病论》又说："邪之所凑，其气必虚"，可见祖国医学在"正"与"虚"两方面是重视正虚发病的作用。出血、发热等证候，前者可谓气虚不能统血，后者可谓气虚而大热，二者均可以采用扶正固本之法。裴正学拟定的兰州方，便是体现这种方法的主要方药。高烧不退、出血不止，病症虽急，然当属标证。输血或抗感染西药的应用实属必要。此为"急则治其标，缓则治其本"。综上所述，MDS之病机当为本虚而标实。

（二）中药为主

"兰州方"是裴正学教授经过数十年临床实践总结的，治疗血液病的有效方剂之一，此方因治愈白血病 M_4 患者马长生而一举成名。1972 年，苏州血液病会议对白血病 M_4 患者马长生的治愈作了专业评定后，将此方命名为"兰州方"。该方经 50 年临床验证，认为是治疗血液病的有效方药。此方组成：人参须、太子参、北沙参、党参（西洋参）、生地、山药、山萸肉、丹皮、茯苓、泽泻、玄参、麦冬、五味子、桂枝、白芍、生姜、大枣、炙甘草、浮小麦。其中用四参大补中气堪称扶正固本之主药；生脉散益气养阴；六味地黄汤取补肾生髓之意；桂枝汤调和营卫以安脏腑阴阳之失调；甘麦大枣汤养心安神，心神安则血安。兰州方以健脾补肾，扶正固本为法，加入马钱子、土大黄、水蛭等活血化瘀祛邪之药，使该方者熔扶正、祛邪为一炉，攻补兼施，以补为主，以攻为辅。临床随证加减：白细胞低加肉桂、附子、苦参、补骨脂、鸡血藤、黄芪、丹参、鹿茸等；血小板低加玉竹、黄精、土大黄、生地黄、阿胶、鹿角胶、连翘等；红细胞低加何首乌、二至丸、水蛭等；发热加黄芩、黄连、黄柏、金银花、连翘、蒲公英、败酱草等；出血加犀角地黄汤、人参白虎汤、薄荷炭、丹皮炭、陈棕炭、大蓟炭等。

"青蔻胶囊"为裴正学治疗骨髓增生性疾患又一经验方。其主要成分为蟾酥，加以少量草豆蔻。蟾酥抗癌疗效显著。草豆蔻和胃健脾，行气降逆缓解蟾酥致呕副作用。青蔻胶囊之应用意在增加祛邪力度，盖扶正固本虽寓"扶正以祛邪"之意，然终是缓则治本之法。青蔻胶囊则具急则治标之含义，二者同用相得益彰。

（三）西药为辅

一部分患者，尚需与西医之抗感染、输血及对症支持治疗等联合应用。抗生素的应用在控制感染、增加抵抗力等方面，辅佐了中药疗法。治疗 MDS 原始细胞过多的 RA（RAEB）型、慢性粒 – 单核细胞白血病（CMML）和转化中的 RAEB（RAEB–T）型，中药配合化疗不仅大大降低了化疗毒副作用，并且使疗效得到显著提高。

（四）案例分析

例 1：王某，女，22 岁，2008 年 4 月在某医院经骨髓象诊断为：MDS – RA 型（具体情况不详）。患者于 2008 年 6 月初诊。症见：头晕、乏力、腰膝酸软、鼻衄、咽干、月经量多。

查体:面色苍白、双上肢皮下有散在瘀斑,舌淡少苔,脉沉细数。

实验室检查:红细胞 2.4×10^{12}/L,血红蛋白 63g/L,血小板 20×10^9/L,白细胞 2.4×10^9/L。裴教授中医辨证为:脾肾两亏,瘀血内阻,治宜健脾益肾,活血化瘀。处方兰州方加减,方中加入马钱子1个(油炸)、土大黄10g,水蛭粉3g以养血活血化瘀。出血盛时加薄荷炭15g,丹皮炭15g,陈棕炭15g,大蓟炭15g水煎服,每天1剂。治疗1个月后患者鼻衄减轻,月经量减少,疲乏等症状改善,但胃脘不适明显。复查血常规:红细胞 3.0×10^{12}/L,血红蛋白 73g/L,血小板 32×10^9/L,白细胞 3.8×10^9/L。

方药:兰州方核心,香砂六君子汤加减。人参须15g,太子参15g,北沙参15g,党参(西洋参)15g,生地黄12g,山萸肉30g,木香6g,草豆蔻6g,半夏6g,陈皮6g,白术10g,茯苓12g,甘草6g,玉竹10g,黄精20g,土大黄10g。此方服用一月后,患者诸症消失,面色红润,饮食睡眠佳,舌质淡红,苔薄白,脉沉细。查血常规:红细胞 3.6×10^{12}/L,血红蛋白85g/L,血小板 60×10^9/L,白细胞 3.7×10^9/L,接近正常。临床随证加减,患者服药一年后,血常规示:红细胞 3.98×10^{12}/L,血红蛋白138g/L,血小板 119×10^9/L,白细胞 6.2×10^9/L,骨穿骨髓象示:正常骨髓象。此例骨髓异常增生综合症临床痊愈,嘱以兰州方常服,门诊随访。

按:裴正学教授认为,血液病之治疗,是当前中西医联合攻关的重点课题,也是中西两种医学各善其长的系统工程。西医注重解决疾病的致病性,而常常忽略机体的全身反应。

中医通过调节机体的反应性而抑制病原，其结果往往形成只重视机体的全身症状，容易忽视病变局部的具体特点。西医从局部从微观认识疾病，中医治病从整体从宏观认识疾病。两种医学在其不同的发展过程中形成了各自独到的优越性，而另一方面也形成了各自难以克服的不足。只有在中医和西医强有力的配合下，在临床和科研齐头并进下，不断总结经验，不断提高疗效，从而有所发明，有所创造，最后达到治疗血液病理想疗效之目的。

第六章 白血病

白血病是造血系统的一种恶性肿瘤。属血细胞（主要是白细胞）异常增生性疾病。病变主要累及骨髓、肝、脾及淋巴结，亦累及其他器官。增生的血细胞有数量及质量异常，具有恶性肿瘤特征，故亦称"血癌"。

白血病的发现已逾百年。Neumanm 在 1870 年至 1878 年间对白血病的骨髓进行了研究，他发现白血病时骨髓有变化，故他认为除脾型及淋巴型外，还有"髓型"白血病。1913 年 Schilling 首先报道了急单白血病。至 20 世纪初期，造血系统的各种癌性疾病的分类有了长足进展。

白血病是世界范围内青少年较多见的一种恶性肿瘤。1949 年以后，由于党和政府对恶性肿瘤的防治研究工作的重视，白血病的研究工作得到迅速发展，在实验和临床方面取得了很大的成绩。

一、病因和发病机制

人类白血病的病因尚不完全清楚。

（1）生物因素：主要是病毒感染和免疫功能异常。成人

T 细胞白血病 / 淋巴瘤（ATL）可由人类 T 淋巴细胞病毒 I 型（HTLV–I）所致。病毒感染机体后，作为内源性病毒整合并潜伏在宿主细胞内，一旦在某些理化因素作用下，即被激活表达而诱发白血病；或作为外源性病毒由外界以横向方式传播感染，直接致病。部分免疫功能异常者，如某些自身免疫性疾病病人白血病危险度会增加。

（2）物理因素：包括 X 射线、γ 射线等电离辐射。早在 1911 年首次报道了放射工作者发生白血病的病例。日本广岛及长崎受原子弹袭击后，幸存者中白血病发病率比未受照射的人群高，病人多为 AL 和 CML。研究表明，大面积和大剂量照射可使骨髓抑制，机体免疫力下降，DNA 突变、断裂和重组，导致白血病发生。

（3）化学因素：常年接触苯以及含有苯的有机溶剂与白血病发生有关。乙双吗啉是乙亚胺的衍生物，具有极强的致染色体畸变和致白血病作用。抗肿瘤药物中烷化剂和拓扑异构酶 II 抑制剂有致白血病的作用。化学物质所致的白血病以 AML 为多。

（4）遗传因素：家族性白血病约占白血病的 0.7%。单卵孪生子、Down 综合征（唐氏综合征）、先天性再生障碍性贫血（Fanconi 贫血）、Bloom 综合征（侏儒面部毛细血管扩张）、共济失调 – 毛细血管扩张症及先天性免疫球蛋白缺乏症等患者的白血病发病率均较高。

（5）其他血液病：某些血液病最终可能发展为白血病，如 MDS、淋巴瘤、多发性骨髓瘤、PNH 等。

人类白血病的病因与发病机理比较复杂，直到目前为止尚未全部阐明。目前认为本病的病因可能是多方面因素相互作用的结果。较多的证据提示 C 型 RNA 病毒可能是人类白血病的重要病因之一。另外电离辐射、化学因素及免疫力降低、遗传因素均是不可忽视的发病诱因。由于多种致病因素的作用，引起了遗传基因的突变，使异常的白细胞在体内器官（肝、脾、淋巴结等）与组织（骨髓、脑等）增生和浸润，引起继发性的出血、感染、组织营养不良和坏死。临床上常见贫血、发热、出血、肝脾及淋巴结不同程度的肿大。由于白血病发病机理比较复杂，临床表现危重，而治疗上又存在许多困难，故使本病的死亡率极高。基于上述原因，防治白血病，攻克人类肿瘤具有十分重要的意义。

二、诊断与鉴别诊断

（一）诊断依据

1. 急性白血病的诊断依据

急性粒细胞性白血病多见于 21 ~ 30 岁青年，急性淋巴细胞性白血病以 10 岁以下儿童患病率最高。

（1）临床症状：发热为急性白血病最常见的症状之一。各病例热型不一，热度不等。其主要原因是感染。由于正常白细胞减少，功能减弱，或为血中抗体降低等所致。另外局部组织出血、化疗药物中毒等亦可引起发热。常见的感染为肺炎、咽峡炎、扁桃体炎、肾盂肾炎、肛周炎、败血症等。有的患者找不到明显的感染灶。贫血也为白血病的常见症状，早期表现为乏力、虚弱，常随着疾病的进展而贫血加重，但贫血与出血程度不成正比，且贫血多为正红细胞正色素性。另外，在急性白血病发病过程中，多数病例有不同程度的出血症状。急性粒细胞白血病与急性单核细胞白血病较重，尤以早幼粒细胞白血病最严重。出血部位可遍及全身，以皮下、口腔、鼻腔为常见。致命出血部位有消化道、呼吸道及颅内等，出血的原因主要为血小板的减少、血浆凝血因子减少及血管因素等。部分病人还会表现为头痛、眩晕、呕吐、骨及关节游走性疼痛等。

（2）体征：肝、脾及淋巴结肿大为本病常见体征。淋巴结肿大程度不一，质地自柔软至中等硬度，一般无压痛。多位于颈，腋下、腹股沟等处，以急性淋巴细胞白血病（急淋白血病）、急性单核细胞性白血病（急单白血病）较多。肝脾肿大在急粒、急单白血病中一般不超过肋缘下 4cm，急淋白血病则可肿大至肋缘下 5cm 以上，常为中等硬度，有压痛。急性白血病另一重要体征为骨及关节疼痛，以胸骨局部压痛多见，其原因与胸骨腔内白细胞的增多以及骨膜的白血病细胞的浸润有关。此外，皮肤瘀点、瘀斑、皮疹、偏瘫等亦多见。

急性白血病除上述表现外，其他器官和组织如心、肺、消化道、肾、子宫、睾丸等处均可因白血病细胞的浸润而产生相应的症状。

（3）实验室检查：约有 50% 病例白细胞计数增高，一般为（10～30）× 10^9/L，多数患者白细胞在 $100 × 10^9$/L 以下，部分患者白细胞在 $10 × 10^9$/L 以下，偶然可以减少至 $0.1 × 10^9$/L 以下，常称之为"亚白血病"，血象中变化仅出现原始细胞。分类计数表现为粒细胞、淋巴细胞和单核细胞中的某一系列细胞大量增殖，主要为异型的原始细胞及幼稚细胞，所占比例为5%～95%。红细胞及血红蛋白通常都降低，一般属于正常细胞正常色素性贫血。血小板大多减少，晚期可显著减少，但早期可以正常或仅轻度减少。骨髓象多数呈增生极度活跃或明显活跃，少数呈增生活跃，主要为一种细胞系列的原始和幼稚细胞的大量增生，异常原始细胞超过6%有可疑诊断意义。超过30%可以确定诊断。

（4）组织化学染色及其他：各类型急性白血病的幼稚细胞，特别是原始细胞，在形态学上有时易于混淆，不能作出准确的区别，常用组织化学染色加以鉴别。一般采用的细胞化学染色有过氧化酶（POX）、糖原（PAS）、中性粒细胞碱性磷酸酶（ALP）等。过氧化酶染色，在早幼细胞阶段的粒细胞为阳性，单核细胞为弱阳性或阴性，淋巴细胞为阴性，各类型分化较低的原始细胞均为阴性。中性粒细胞的碱性磷酸酶活性在急性淋巴细胞型时正常或偏高，在急性粒细胞型及急性单核细胞型则较低。糖原染色，急性淋巴细胞型的原始淋巴细胞为阳性或弱阳性，急性粒细胞型的原始粒细胞为弱阳性或阴性，急性单核细胞型的原始单核细胞为弱阳性。

神经系统白血病的诊断除上述临床症状外，需进行脑脊液检查。①压力 >200mm 水柱；②白细胞数 >0.01 × 10^9/L；③涂片检到白血病细胞；④蛋白 >0.45g/L 或潘迪氏试验阳性。

2. 慢性白血病的诊断依据

慢性白血病多见于成年人，男多于女，以慢性粒细胞型白血病为多见，占白血病总数的 20%～40%；慢性淋巴细胞白血病较少见，占 2%～3%。

（1）临床症状：早期多表现为面色苍白，眩晕、乏力、消瘦、低热，出汗等一系列贫血症状。后期常有贫血、出血倾向及恶病质。

（2）体征：慢性粒细胞白血病脾脏肿大明显，随着病情进展，可致巨脾，肝脏肿大轻度至中度。慢性淋巴细胞白血病以广泛的淋巴结肿大为重要特征，主要表现在颈、腋窝、腹股沟处淋巴结，其次为颌下、胸部、纵隔等处淋巴结，无压痛，不互相粘连。慢性白血病亦可见到因白血病细胞浸润骨骼而出现骨骼钝痛、隐痛，但常以胸骨压痛多见。

慢性粒细胞白血病在晚期常可急性变，表现为急性白血病的征象。

（3）实验室检查：白细胞计数增高，可达（10～100）×10^9/L。分类中主要是异常较成熟的细胞，其次是幼稚细胞。慢性粒细胞白血病，大多为中性杆状核或晚幼粒，嗜酸或嗜碱粒细胞也可增多，甚至明显增多。慢性淋巴细胞白血病，血象中绝大多数为淋巴细胞，其百分率可高达 90%，或可见少数幼稚淋巴细胞。红细胞与血小板计数早期多正常，少数病例可以增高或减少。随着病情进展，二者均逐渐减少。当急性变时，血象变化与急性白血病相同。慢性白血病骨髓象增生明显或极度活跃，其细胞分类计数与血象相似，但成熟程度较血象幼稚，原始细胞一般不超过 5% 红细胞系统和巨核细胞系统早期可呈增生活跃，而晚期则低下。如有急性变，原始细胞可达 30%。

（二）诊断标准

1. 急性非淋巴细胞白血病（ANLL）

（1）急性粒细胞白血病未分化型（M_1）：骨髓中原粒细胞 ≥ 90%（非红系细胞），早幼粒细胞很少，中性中幼粒细胞以下阶段不见或罕见。

（2）急性粒细胞白血病部分分化型（M_2）：分为二亚型。M_{2a} 骨髓中原粒细胞占 30% ~ 90%（非红系细胞），单核细胞 <20%，早幼粒细胞以下阶段 >10%；M_{2b} 骨髓中异常的原始及早幼粒细胞明显增多，以异常的中性中幼粒细胞增生为主，其细胞核常有核仁，有明显的核浆发育不平衡，此类细胞 >30%。

（3）急性颗粒增多的早幼粒细胞白血病（M_3）：骨髓中以颗粒增多的异常早幼粒细胞增生为主，>30%（非红系细胞），其细胞核大小不一，胞浆中有大小不等的颗粒。可分为两种亚型：①粗颗粒型（M_{3a}）：嗜苯胺蓝颗粒粗大，密集甚或融合。②细颗粒型（M_{3b}）：嗜苯胺蓝颗粒密集而细小。

（4）急性粒–单核细胞白血病（M_4）：依原粒和单核细胞系形态不同，可包括下列四种亚型：M_{4a}，原始和早幼粒细胞增生为主，原幼单和单核细胞 >20%（非红系细胞）；M_{4b}，原、幼单核细胞增生为主，原始和早幼粒细胞 >20%（非红系细胞）；M_{4c}，原始细胞既具粒系，又具单核细胞系形态特征者

>30%；M_4Eo，除上述特点外，有嗜酸颗粒粗大而圆、着色较深的嗜酸粒细胞，占 5% ~ 30%。

（5）急性单核细胞白血病（M_5）：分以下二亚型：①未分化型（M_{5a}）：骨髓中原始单核细胞（非红系细胞）≥ 80%；②部分分化型（M_{5b}）：骨髓中原始和幼稚细胞 >30%（非红系细胞），原单核细胞 <80%。

（6）红白血病（M_6）：骨髓中红细胞系 >50%，且常有形态学异常的原粒细胞（或原始 + 幼单核细胞）>30%；血片中原粒（或原单）细胞 >5%，骨髓非红系细胞中原粒细胞（或原始 + 幼单核细胞）>20%。

（7）巨核细胞白血病（M_7）：①未分化型：外周血有原巨核（小巨核）细胞；骨髓中原始巨核细胞 ≥ 30%。原始巨核细胞有组化电镜或单克隆抗体证实；骨髓造血细胞少时往往干抽，活检有原始和巨核细胞增多，网状纤维增加。②分化型：骨髓及外周血中以单圆核和多圆核病态巨核为主。

2. 急性淋巴细胞白血病（ALL）

1980 年 9 月在江苏苏州市召开了全国白血病分类分型经验交流讨论会，对急性淋巴细胞白血病分型诊断标准提出以下建议：

（1）第一型（L_1）：原始和幼稚淋巴细胞以小细胞（直径可大至正常小淋巴细胞的两倍，约 12 μm）为主；核圆形，偶有凹陷及折叠，染色质较粗，结构较一致，核仁少而小，不清楚，胞浆少，轻或中度嗜碱。过氧化物酶或苏丹黑染色阳性；原始细胞一般不超过 3%。

（2）第二型（L_2）：原始和幼稚淋巴细胞以大细胞（直径可大于正常小淋巴细胞的两倍以上，$> 12\,\mu m$）为主，核形不规则，凹陷和折叠常见，染色质较疏松，结构较不一致，核仁较清楚，一个或多个；胞浆量常较多，有些细胞深染。

（3）第三型（L_3）：原始和幼稚淋巴细胞大小较一致，以大细胞为主；核型较规则，染色质呈均匀细点状，核仁明显，一个或多个，呈小泡状；胞浆量较多，深蓝色，空泡常明显，呈蜂窝状。

3. 慢性粒细胞白血病

1989 年 11 月在贵阳召开的第二届全国白血病治疗讨论会，将慢性粒细胞白血病的分期诊断标准归纳为：

（1）慢性期：①临床表现：无症状或有低热、乏力、多汗、体重减轻等症状；②血象：白细胞计数增高，主要为中性中、晚幼和杆状粒细胞，原始细胞占 5% ~ 10%，嗜酸粒细胞和嗜碱粒细胞增多，可有少量有核红细胞；③骨髓象：增生明显至极度活跃，以粒系增生为主，中、晚幼粒和杆状核粒细胞增多，原始细胞 < 10%；④ Ph 染色体阳性；⑤ CFU-GM培养：集落或集簇较正常明显增加。

（2）加速期：具下列之二者，可考虑为本期。①不明原因的发热、贫血、出血加重和骨骼疼痛；②脾脏进行性肿大；③非药物引起的血小板进行性降低或增高；④原始细胞在血中及（或）骨髓中 ≥ 10%；⑤外周血嗜碱粒细胞 >20%；⑥骨髓中有显著的胶原纤维增生；⑦出现 Ph 以外的其他染色体异常；⑧对传统的抗慢粒药物治疗无效；⑨ CFU-GM 增殖和分化缺陷，集簇增多，集簇和集落的比值增高。

（3）急变期：具下列之一者可诊断为本期。①原始细胞或原淋＋幼淋，或原单＋幼单在外周血或骨髓中≥20％；②外周血中原始粒＋早幼粒细胞≥30％；③骨髓中原始粒＋早幼粒细胞≥50％；④有髓外原始细胞浸润。

4. 慢性淋巴细胞白血病（CLL）

综合近十年国内报告，慢性淋巴细胞白血病诊断标准归纳修订如下：

（1）临床表现：可有疲乏、消瘦、低热、贫血或出血以及淋巴结（包括颈部、腋窝、腹股沟）、肝、脾肿大。

（2）实验室检查：①外周血 B 淋巴细胞绝对值≥5×10^9/L（至少持续 3 个月）。② 有核细胞增生活跃及以上，淋巴细胞≥40％；③组织学检查（骨髓、淋巴结、器官活检）显示以成熟淋巴细胞为主的浸润现象。

（3）可除外淋巴瘤合并白血病和幼淋细胞白血病。

（4）免疫学分型：① B-CLL；② T-CLL。

（5）临床分期：Rai 分期将本病分为 0 期：血和骨髓中淋巴细胞增多；I 期：淋巴细胞增多或（和）淋巴结肿大；II 期：I 期＋肝大或脾大；III 期：I 期或 II 期＋贫血（血红蛋白＜110g/L）。IV 期：III 期＋血小板减少（＜100×10^9/L）。

（三）鉴别诊断

1.急性白血病

急性白血病与其他血液病的鉴别

	急性白血病	再生障碍性贫血	血小板减少性紫癜	类白血病反应
贫血	较为明显，严重程度与出血量不成正比	较为明显，严重程度与出血量不成正比	贫血与出血成正比	无明显贫血或出血
白细胞	正常、增多或减少，有异常幼稚细胞	减少，淋巴细胞相对增多，无幼稚细胞	多正常，无幼稚细胞	总数增多，胞浆内有中毒颗粒和空泡，可有优质细胞
血小板	减少	减少	减少	正常
骨髓	显著增生，主要为原始细胞	增生低下，幼红、粒、巨核细胞均显著减少	骨髓增生活跃巨核细胞正常或增多，但形成血小板明显减少	增生活跃，幼稚白细胞增多、幼红及巨核细胞正常

2. 慢性白血病

慢性粒细胞白血病的贫血、脾肿大，需与肝硬化、血吸虫病、黑热病、类白血病反应及淋巴细胞瘤等鉴别。慢性淋巴细胞白血病有明显淋巴结肿大时，需与结核性淋巴结炎、各种淋巴瘤以及一般炎症而引起的淋巴结病相鉴别。

三、西医治疗

近年来，由于实验白血病的深入研究，使临床治疗白血病取得了长足的进步。急性白血病治疗的研究引起的肿瘤治疗的巨大变革，其意义更超过了白血病治疗本身，从而给人类征服肿瘤的长期努力带来了新的希望。

（一）急性白血病

1. 支持疗法

明显贫血、发热或出血的病人须卧床休息，加强护理及营养。重视口腔、肛门及外阴的卫生。积极防治感染。血小板低时输血小板。重度贫血时予以输血治疗。

2. 化学疗法

急性白血病的化疗可分缓解诱导和巩固、维持治疗两个阶段。缓解诱导的目的是要迅速将白血病细胞减少，使骨髓的造血功能恢复正常，达到完全缓解的标准。所谓完全缓解即白血病的症状、体征完全消失，血象和骨髓象完全恢复正常。急性白血病未治疗时患者体内白血病细胞的数量估计为 $5 \times 10^9 \sim 10^{13}/L$，经治疗而达到缓解标准时体内仍有相当数量的白血病细胞，估计在 $1 \times 10^8 \sim 10^9/L$ 或以下，且在髓外某些隐蔽之处仍可有白血病细胞的浸润。因此巩固、维持治疗，就是在缓解开始后继续化疗，以便进一步消灭残存的白血病细胞，防止复发延长缓解时间。

由于各种抗白血病药物对急淋和急非淋白血病的疗效不尽相同，因此要按型选药，采取早期、联合、足量、间歇、交替、长期治疗方法，维持完全缓解 3 ~ 4 年停药，如用药剂量不足或不规则，停药时间应后延。

（1）急淋白血病的化疗：①诱导缓解：常用 VP 方案，目前多在此方案中加门冬酰胺酶（VAP 方案）或柔红霉素（VDP 方案），能明显提高缓解率。②维持缓解：每日口服 6– 巯基嘌呤，每周注射一次较大剂量的甲氨蝶呤，每12周再以VP方案做一次加强治疗，一疗程为15天。对儿童患者一般认为维持治疗需要3年。

（2）急非淋白血病的化疗：①诱导缓解：常用HOAP方案，高三尖杉酯碱2～6mg静滴，第1、5、7日；长春新碱1～2mg静注，第1日；阿糖孢苷50mg肌注，每日两次，第1、5、7日；强的松40mg，第1～7日。七日为一疗程，间歇1～3周重复治疗。M_3型常用HA方案或用维甲酸诱导分化。目前，国外公认最有效的诱导方案是DA方案或再加6-TG的TDA方案，缓解率在80%左右。②维持缓解：完全缓解后，再给原方案2～3个疗程作为巩固治疗。继而可用原有效诱导方案维持缓解，每月1个疗程。其间加用6-巯基嘌呤与甲氨蝶呤合用2周。直至4年后停药。

（3）中枢神经系统白血病的防治：急淋白血病的预防可于治疗第3周开始，用甲氨蝶呤10mg加地塞米松2～5mg鞘注，每周1次，连续4次后改为8周1次，持续至停药。治疗时可用甲氨蝶呤10mg加地塞米松2～5mg，第1周隔日一次，第2周以后每周2次，至脑脊液正常后逐渐改为1周、2周、3周、4周、6周1次、以后每6～8周1次、直至全身化疗停药或复发。急非淋白血病的预防可用阿糖孢苷25mg加地塞米松2～5mg鞘注，用药次数、间歇时间同急淋白血病。

3. 免疫疗法

急性白血病应用免疫治疗，至少基于下列两种原因：一是通过非特异性或特异性刺激，使急性白血病患者的免疫能力恢复至正常水平。二是通过非特异性或特异性抗原刺激，调动人体体液及细胞免疫能力，消灭人体内残存的白血病细胞，以求维持缓解或"根治"急性白血病。常用免疫疗法有：①接种卡介菌。②自体或同种异体白血病细胞瘤苗。常见的有 X 线照射，甲氨蝶呤处理，神经氨酸酶处理等。③单克隆抗体。

4. 骨髓移植（BMT）

目前文献中认为骨髓移植是治疗急性白血病的最佳方法，其优点是：骨髓移植比化疗的复发率低，生存期长。包括同基因 BMT、同种异基因 BMT 及自身 BMT。其典型过程是：患者在移植前必须进行 4 ~ 10 天预处理（大剂量化疗和 / 或全身放疗）以抑制其免疫力及消灭体内的异常造血细胞。然后采集供者骨髓从静脉输给患者。输入骨髓细胞中的相当一部分到达骨髓后"定居"下来，增殖分化，最终恢复正常造血功能。这一过程一般为 3 ~ 4 周。为预防或减轻移植物抗宿主反应，BMT 后需用甲氨蝶呤或环孢素 A 等免疫抑制剂。

（二）慢性白血病

1. 药物疗法

（1）马利兰：为磺酸甲酯类的烷化剂，能抑制脱氧核糖核酸（DNA）的合成，阻碍细胞分裂，是治疗慢性粒细胞白血病有效的药物。一般 4 ~ 8mg/d，白细胞计数降至 10×10^9/L 以下则停药。大部分病例需每周 4mg ~ 2mg/d 维持。常见的副反应和毒性作用有食欲减退、恶心、腹泻等胃肠道反应，以及白细胞、血小板极度减少或发生再生障碍性贫血，长期服用还可有闭经、睾丸萎缩、男性乳房发育、皮肤色素沉着、脱发、皮疹等。

此外，治疗慢性粒细胞白血病的常用药物有：羟基脲1.5 ~ 2.5g/d，维持量每日 20mg/kg。亦可用联合化疗方案。

（2）苯丁酸氮芥（瘤可宁）：主要用于慢性淋巴细胞白血病，常用量6 ~ 12mg/d，直至病情控制。副作用有胃肠道功能障碍、粒细胞和血小板减少。

（3）环磷酰胺、强的松等：同急性白血病。

2. 放射治疗

近年来由于化疗应用比较普遍，放射治疗已较少应用。脾肿大比较明显或淋巴结肿大而化疗效果不佳者仍适宜应用放疗，一般做脾区或局部淋巴结照射。

对于慢性白血病的一般支持对症治疗及慢粒急变后的治疗，均可参照急性白血病。

3. 其他疗法

对于慢性白血病亦可选用脾切除、骨髓移植等治疗方法。

四、裴正学教授诊疗白血病的经验

白血病是一类造血干细胞异常的克隆性恶性疾病。其克隆中的白血病细胞失去进一步分化成熟的能力，出现细胞增殖失控，分化障碍，凋亡受阻，而停止在细胞发育的不同阶段。在骨髓和其他造血组织中白血病细胞大量增生积聚并浸润其他器官和组织，同时使正常造血受抑制，骨髓、脾、肝等造血器官中白血病细胞的恶性增生，可进入血循环、并且浸润到全身各组织脏器中，临床表现为贫血、出血、感染发热以及肝、脾、淋巴结肿大和骨骼疼痛。

裴正学教授认为白血病是骨髓造血功能恶性紊乱之疾患，祖国医学对此病尚无专门命名，从中医角度讲正气亏虚是白血病发生、发展的根本原因。而病情中出现的高烧、出血是致虚有盛候的表现。因此以扶正固本，补肾健脾为治疗白血病的主要法则，并根据他几十年的临床经验拟定了治疗白血病的基础方兰州方，随症加减，而在急性白血病或慢性白血病急变时该方又可联合化疗，前者重在扶正，以改善机体的免疫状况和机体的反应性。后者重在祛邪，在最大程度上杀灭癌细胞。二者结合，取长补短，达到攻邪不伤正，扶正不恋邪的治疗目的。裴正学拟定的兰州方对白血病及放化疗患者可减毒增效，防治肿瘤复发，临床疗效显著。

（一）病因病机

裴正学认为，白血病在临床上分为急性和慢性两种。急性白血病是一种原发于造血组织的恶性增生性疾病，病变主要损害到骨髓、淋巴结、肝、脾等。临床上主要症状有发热，显著性出血倾向，进行性贫血或全身疼痛，治疗不及时会危及生命。慢性白血病，分为慢性髓细胞性白血病和慢性淋巴细胞白血病，主要表现是以淋巴结肿大为主，常伴有肝脾肿大、贫血及出血等症状，少数患者还伴有皮肤损害。本病中老年人居多，偶见青年，男性多于女性。

裴正学认为白血病属于祖国医学的"温毒""热劳""急劳""血症""虚劳""虚损""积聚"之范畴。《黄帝内经》云：

"邪之所凑，其气必虚。"先天不足，禀赋虚弱，或正虚致邪气客而不去。日久气血亏虚，阴精耗伤，形气衰微，脏腑失养而成虚劳；或肝郁气滞，瘀血内阻，脉络阻塞，脾虚痰生，痰湿不化，痰瘀互阻，结于胁下，则胁下成块，积聚癥瘕由生。正气亏虚为脏腑气血亏损，功能失调，阴阳失衡，主要表现在脾肾亏虚，气血不足两方面。脾胃为后天之本，气血生化之源。脾主统血，脾虚统摄无权，则血溢脉外为血证；"中焦受气取汁，变化而赤，谓之血。"脾虚不运，营血生化不足则为贫血。肾为先天之本，元阴、元阳之府，主骨生髓。肾虚精血不足，髓海空虚，不能充养四肢百骸，则三系细胞减少。正气亏虚，六淫邪气作乱、房劳过度，使脏腑气血亏虚，痰湿凝聚，气滞血瘀，可见骨髓异常增生，肝脾淋巴结肿大。脾肾亏虚则血细胞有形成分骤然下降，贫血日渐加重，此所谓"邪气实则精气夺，精气夺则虚"。外邪入里化热，热燔血分，营血煎熬，热迫血行，脏腑出血而危及生命。

裴正学教授以中西医结合十六字方针为指导思想，认为白血病病变部位在骨髓，累及血分，涉及五脏，热毒为其基本病理产物，兼夹瘀血。病情演变为邪正交争，消长变化。热毒伤络，血不循经，故见出血；热毒蕴结，深伏骨髓，髓热熏蒸，可见壮热不已；热毒流注，与瘀血互结，则骨关节肿痛；热毒侵袭脏腑，蕴结胁下，脏腑气机不利，气滞血瘀，则见癥积、肝脾肿大；热炼津液为痰，而成痰核；热毒内伏骨髓，耗灼精血，致贫血虚损。本病症状复杂，非纯实或纯虚之证，常表现为本虚标实，虚实夹杂，邪愈盛，正愈虚，故病机以虚为本，实为标。疾病转归取决于邪正消长盛衰，邪正相争胜负，决定着疾病之进退。因此裴正学提出因虚致病，因病致虚，虚实夹杂，本虚标实为本病发病机理。本虚者，正气之虚也，主要为脏腑功能失调，气血阴阳失衡，虽与五脏相关，但其根本在于肾精亏虚，脾气不足。肾为先天之本，主骨生髓，脾为后天之本，气血生化之源，肾精不足，髓海空虚，脾失健运，精微不化，气血不生，脏腑失养，则表现为红细胞、血色素减低，面色苍白，疲乏无力等贫血症状。脾主统血，脾虚不摄，血溢脉外，则为出血。标实者，邪气之实也。正气亏虚，复加六淫七情、饮食劳倦，气血阴精日渐耗伤，脏腑机能失调，津血失其常化，湿聚为痰，络脉瘀阻，痰瘀互结，可见骨髓异常增生，肝脾及淋巴结肿大。正气亏虚，邪毒易侵，入里化热，熏蒸脏腑，燔炽内外，则见高热，迫血妄行，则为出血。

　　裴正学教授认为白血病的病因和发病机理目前还未完全阐明，但就当前研究动向看，受到广泛关注的有病毒学说和细胞凋亡学说。前者认为某种病毒通过逆转录的作用，在一定条件下，可以转化为白血病细胞。后者认为白血病细胞本身的分化、增殖、成熟等过程调节失常。可引起白血病的产生。鉴于两种学说一主内因，一主外因，许多人认为在导致白血病的发病方面，两种因素可能同时存在。肾乃精血之化源，为元阴元阳之所在，肾主骨，骨藏髓，髓血同源。后天脾土之运化，须赖先天肾阳之温煦；先天真阳之升发，须赖后天脾土之濡养，说明脾、肾相辅相成，维持着人体机能的生长和成长。就目前广泛关注的病毒学说和细胞凋亡学说而言,在一定程度上,前者则重于"邪"的含义,后者包含着"正"的内容。现代医学研究证明,中医的"脾""肾"具有免疫系统、内分泌系统、代谢系统、神经系统、胃肠胰内分泌系统等诸方面的意义。健脾、补肾能相辅相成共同促进人体正气的旺盛,故"健脾补肾"为扶正固本法之精髓。因此裴正学教授认为对白血病的治疗,应大胆跳出目前流行的重在抑制肿瘤细胞的化疗观点,而应着眼于调整和促进细胞正常功能,充分调动机体自身的抗病机能。

裴正学教授认为从中医角度讲正气亏虚是白血病发生、发展的根本原因。而病情中出现的高热、出血是至虚有盛候的表现。因此裴正学以扶正固本、补肾健脾为治疗白血病的主要法则,并根据他几十年的临床经验拟定了治疗白血病的基础方——兰州方,随症加减,而在急性白血病或慢性白血病急变时该方又联合化疗,前者重在扶正,以改善机体的免疫状况和机体的反应性;后者重在祛邪,在最大程度上杀灭癌细胞。二者结合,取长补短,达到攻邪不伤正,扶正不恋邪。

基于以上认识,裴正学教授认为白血病的发生既与五脏有密切关系,病情发展中又有正邪盛衰的变化。

1. 白血病与五脏的关系

元代朱丹溪《金匮钩玄》提出:"血属阴,难成而易亏。""生化于脾,总统于心,藏于脾肝,宣布于肺,施泄于肾,灌溉一身。"说明血与五脏关系的密切。他认为:血属阴,阴主静,静而有守,方能和调于五脏,洒陈于六腑,约束于血脉中。患白血病时,作为血中主要成分之一的白细胞系统，出现极度增生活跃的状况，这说明血已失去"静""守"的常态，它必然会使脏腑气机紊乱，功能失调。鉴于此，白血病与五脏的关系是不能忽视的。

（1）肾与白血病

肾主骨生髓，若肾虚精血不足，髓海空虚，不能充养四肢百骸，则三系细胞减少。若肾气充足，就能生骨长髓。现代医学因骨髓有造血功能，而诊断白血病主要以骨髓象变化为依据。可知肾与白血病的形成是不无关系的。

（2）肺与白血病

①肺为病邪入侵的门户。《素问·六节脏象论》："肺者气之本"，《素问·阴阳应象大论》："肺生皮毛""在窍为鼻"。肺气虚损则本动摇而末不固，病邪才可由鼻或肌表进入人体，故叶天士有"温邪上受，首先犯肺"之说。白血病之外因论以及病中的感染证候均与肺相关。

②肺有治节功能。《素问·灵兰秘典》："肺者相傅之官，治节出焉"，《灵枢·九针论》："肺者，五脏六腑之盖也"，说明肺对各脏腑负有治理、监督、节制的职责，是各脏腑维持正常功能所不可少的因素。骨髓既由肾生，其造血作用必然和肺的治节作用是紧密相关的。

③肺金可生肾水。肺属金，肾属水，金水相生。《素问·阴阳应象大论》中说"肺生金"也是这个意思。肺气不足，则金水不能相生，可继发肾病，由肾所主的骨髓当然也可罹病的。

（3）肝与白血病

《灵枢·本神》："肝藏血，血舍魂"，如肝的藏血失常，血分就易罹病。肝属木，性条达、喜疏泄。木郁则易化火，火旺则迫血妄行；肝主风，风动则急痉。这些病机和证候与白血病的临床表现是有共同处的，当白血病表现类似此证时，当从肝论治。

（4）心与白血病

①心主血脉。《素问·六节脏象论》："心者，生之本，神之变也，其华在面，其充在血脉"，说明心气充足，才能使血充盈于脉内，周流于全身。白血病的出血、贫血诸证，均可作血不"充盈于脉内"讲，当可从心论治。

②心生血。《素问·阴阳应象大论》："心生血"。王冰认为"心生血者，心之精气生血养血也"而张志聪以为"血乃中焦之汁，奉心神而化赤，故血者神气也"，说明血之生发是靠心之精气而成，即奉心神而化赤。患白血病时骨髓造血功能之紊乱，可从心治。

（5）脾与白血病

①脾主运化。中医把胃肠道消化功能统归于脾，消化后产生的精微物质由脾输送全身，其中一部分通过脾变成赤色，遂成血。《灵枢·决气》"中焦受气取汁，变化而赤，是谓血"就是这个意思。脾既参与生血，白血病之论治，当与脾不无关系。

②脾主统血。《难经》："脾……，主裹血，温五脏"说明脾有维持血循，营养五脏的作用。白血病之出血、衰竭、贫

血诸证均可从脾论治。

2. 白血病与邪、正关系

《黄帝内经》"邪之所凑，其气必虚""正气存内，邪不可干"是祖国医学对正、邪关系基本观点。正邪的消长过程通常便是疾病的演变过程，古人说："邪气盛则实，精气夺则虚"，这表明疾病的虚实，完全是由正邪盛衰的关系来决定的。白血病的发病虽未完全阐明，但就目前广泛引起重视的病毒说和细胞凋亡说而言，在一定程度上，前者侧重于祖国医学"邪"的含义；后者包含祖国医学"正"的内容。鉴于此，白血病的中医认识便不是一个纯实或纯虚之证。而是以虚为本，以实为标，其病情的进退是以正邪相争的状况为转移的。在治法上，解决这一矛盾的有效措施，便不是单一的"祛邪"，也不是单一的"扶正"，而必须是扶正与祛邪有机结合，相互为用。中医有"邪去则正自安"的论述，亦有"正足则邪自去"的论述，可见两者是互为因果的。前者强调了祛邪的重要意义，后者强调了扶正的重要意义。我们认为白血病的治疗上扶正与祛邪，两者不可偏废，扶正犹如保存自己，祛邪犹如杀伤敌人。只有在保存自己的条件下，才能杀伤敌人；也只有在杀伤敌人的情况下，才能保存自己，因此对白血病的治疗，应该双管齐下，攻补兼施，但这种兼施不是平分秋色，各占一半，而是从临床实际出发，根据患者正气的盛衰，病邪的深浅，脏气的虚实，病程的长短，灵活地运用辨证论治的法则。当邪盛为矛盾的主要方面时，应以祛邪为主而辅以扶正；反之，当以扶正为主而辅以祛邪，务求攻而不伤正，补而不助邪，攻补两法,各得其所,各尽其妙。中西两种医学各有其属于"扶正""祛邪"的方法,一般的看法是中医注重扶正;西医注重祛邪。在白血病的治疗上中西两种医学也同样显示着这一特色。西医的化疗药物"祛邪"之力可谓甚大;然"伤正"之弊确属不小,急性白血病在用西药化疗的同时,如再合用中药扶正之剂,往往获得异常满意之疗效。

（二）裴正学教授对白血病的辨证分析与治疗

1. 扶正

（1）肺肾型:肺肾相生（金水相生）,肺虚可至肾虚。阳虚生外寒,肺肾阳虚多示脏腑功能低下,阴虚生内热,肺肾阴虚多示脏腑功能亢奋。根据临床经验,末梢血之白细胞计数前者常呈低下;后者常趋增加。但其骨髓象的变化,二者尚无显著差异。

①肺肾阴虚型。头晕,疲乏,失眠,多梦,发热,午后尤甚,两颧色红,自汗,盗汗,兼见语音低微,体力衰弱。舌红、脉数。治宜益气养阴,方用益气养阴汤:北沙参15g,潞党参15g,人参须15g,太子参15g,生地12g,山萸肉30g,麦冬10g,山药15g,浮小麦30g,煅牡蛎15g,五味子3g,酸枣仁15g,炙甘草6g,煅龙骨15g,大枣4枚。

②肺肾阳虚型。面色淡白无华,腰肌酸软,听力减退,小便频数而清,气短懒言,畏寒多汗,视力不足。舌淡,苔薄白,脉沉细。治宜益气助阳,方用益气助阳汤:潞党参30g,人参须15g,太子参15g,麦冬12g,枸杞子15g,浮小麦30g,山萸肉24g,熟地12g,五味子3g,补骨脂10g,肉

苁蓉 10g，巴戟天 12g，阿胶 10g，鹿角胶 10g，鸡血藤 15g，生姜 6g，大枣 4 枚。

③肺肾肝型。在肺肾阴虚的基础上，如肝阴素亏，又值水不涵木，则出现肺肾阴虚，肝阴不足，见气短懒言，头晕，耳鸣，双目干涩，视物不清，伴有烦躁，腰酸，腿软或肢体麻木，屈伸不利，有低热，手足心烧，午后尤甚，女子则月经量少或闭经，口渴欲饮，大便干，脉细数而无力兼弦。舌红苔少，除白细胞升高外，其他血象均见下降，治宜益气养阴清肝，如肝阳素旺，则阳亢更甚，势将化火生风，而出现肝风内动。方用加减生脉地黄汤：北沙参 15g，麦冬 15g，熟地 12g，五味子 3g，茯苓 10g，山药 12g，山萸肉 30g，大枣 4 枚，泽泻 10g，丹皮 6g，制首乌 10g，枸杞子 10g，龟板胶 15g，生鳖甲 15g，女贞子 15g，旱莲草 15g，野百合 10g，生黄芪 30g，当归 10g，人参须 15g，太子参 15g，潞党参 15g，青蒿 10g，鳖血炒柴胡 10g，生甘草 6g。若肝阳上亢，头晕甚加钩藤 15g，石决明 15g，龙骨 15g，牡蛎 15g，干荷叶 10g，苦丁茶 9g。肝血不足、月经量少，加白芍 10g，益母草 15g。

若肺肾阴虚，肝风内动，症见气短咳嗽，腰酸腿软，骨蒸潮热，口干，遗精，盗汗，身体瘦弱，头疼，头晕，口眼歪斜，头项强直，出现脑膜白血病证候。脉虚弱，舌绛少苔。治宜养阴清肺、平肝熄风。方用加味大定风珠：沙参 15g，党参 15g，人参须 15g，麦冬 10g，五味子 4.5g，山药 15g，酸枣仁 10g，生白芍 15g，干地黄 10g，阿胶珠 10g（冲），生龟板 15g，生鳖甲 15g，生牡蛎 15g，火麻仁 15g，全蝎 3g（另研冲），蜈蚣 3g（另研冲），鸡蛋黄 2 个（冲），水煎去渣，冲鸡蛋黄、全蝎、蜈蚣、阿胶烊化服。有昏迷时可用安宫牛黄丸。

④肺肾肝脾型。肺虚，金不生水则肾虚，水不涵木则肝郁，继则可形成肝木克土的病机，遂见此证型。

若见肺肾虚，肝木克土：症见气短懒言，腰酸腿软，头晕目眩，两胁撑闷，胃脘不舒，嗳气吞酸，纳谷不香，烦躁不安，肝脏肿大，大便溏泄，脉弦数无力，舌苔白腻。治宜益气养阴，疏肝健脾。方用加味逍遥散：鳖血炒柴胡 10g，当归 10g，白芍 15g，茯苓 10g，白术 10g，炙甘草 6g，党参 15g，麦冬 10g，五味子 4.5g，生黄芪 30g，山萸肉 15g，枸杞子 15g，淮山药 15g，焦山楂 10g，神曲 10g，黄精 20g。肝脾肿大者加丹参、广郁金、生牡蛎、生鳖甲、生龟板、生麦芽、穿山甲②、煅瓦楞子、桃仁、红花。淋巴结肿大者加小金丹（用白胶香、制草乌、五灵脂、干地龙、土鳖虫、乳香、没药、归身、麝香等制成的中成药），每次 3 丸。

若见肺肾肝虚，脾不统血：症见面色㿠白，气怯声低，不时自汗。尿清便溏，长期慢性出血，心悸，手足畏寒，口淡，纳呆，脉虚，舌白润。治宜益气养阴，健脾止血。方用归脾汤加味：吉林参 15g，白术 10g，茯神 10g，木香 6g，酸枣仁 15g，元肉 10g，鸡血藤 15g，生黄芪 30g，当归 10g，太子参 10g，旱莲草 15g，女贞子 15g，鹿角胶 10g，阿胶珠 10g，龟板胶 10g，淮山药 10g，黄精 20g，白茅根 15g，炙甘草 6g。

---

② 穿山甲：现已禁用，可用三棱、莪术或王不留行代，下同。

如月经过多，加大蓟 15g，小蓟 15g，地榆炭 15g，棕榈炭 15g，煅龙牡各 15g，仙鹤草 15g；若尿血，加白茅根 30g，紫珠草 30g。

（2）五脏交病型：患者肝气素旺，不受制于肺（金克木），子能令母实（水生木），在下则肾火内炽，母病可及子（木生火），在上则心火亢盛。木旺则克土，肝病可传脾，而成三焦火化，以肝为主的实热之症。如患肺肾阳虚于前，肝脾虚损于后，势将影响到主宰五脏的心，肝虚则木不生，脾虚则子盗母气，肾水虚则不能上交于心，而失水火既济的均势，心主血，肺主气，气虚则血亦难充，而成五脏同虚，以心衰为主的危证。

若五脏失调，实火在肝：症见胸闷无力，胁痛或胸骨痛，口苦，耳鸣，烦热，失眠，腹有痞块，坚大不消，脉弱数有力，舌质多红，甚至有紫暗斑点。治宜清热、泻肝、消积。方用加味当归芦荟汤：当归 10g，芦荟 10g，龙胆草 10g，黄连 6g，黄芩 10g，黄柏 6g，栀子 10g，大黄 6g，青黛 6g（包煎），木香 6g，麝香 0.15g，白花蛇舌草 30g，半枝莲 15g，生牡蛎 15g，生鳖甲 15g。肝脾肿大不易消者，加三棱 15g，莪术 15g。

若五脏失调，虚寒在心：症见心悸，气短，自汗，倦怠无力，面色㿠白，形寒肢冷，大汗淋漓，纳呆，不思食，神志不清，血象均在常规以下，脉微欲绝，舌质红，无苔或苔薄白，白血病晚期多见此证。治宜益气养阴，峻补心阳。方用大补回阳汤：炙黄芪 30g，党参 20g，太子参 15g，吉林参 15g，淡附子 6g，白术 10g，茯苓 12g，炙甘草 6g，当归 10g，肉桂 3g，

熟地 12g，白芍 15g，川芎 6g，山萸肉 12g，山药 15g，干姜
3g，鹿茸 2.4g（研冲），阿胶 9g，鸡血藤 15g，桑葚 15g，补
骨脂 10g，麦冬 10g，五味子 3g，生姜 3 片，大枣 3 枚。

若五脏失调，阴亏阳陷：症见身热，自汗淋漓，气短难
续，饮食不思，神志不清。血象：白细胞，红细胞均属低下，
或因化疗后，骨髓抑制过度所致。脉微细，兼见数象。治宜
益阴升阳。方用升阳救阴汤：沙参 15g，玄参 12g，党参 24g，
白糖参 9g，太子参 9g，丹参 15g，麦冬 9g，五味子 6g，山萸
肉 24g，枸杞子 15g，山药 30g，生黄芪 30g，当归 12g，白芍
15g，生地 12g，龙骨 15g，浮小麦 45g，白术 9g，阿胶 15g，
白薇 10g，青蒿 6g，鳖甲 15g，鸡血藤 30g，茯苓 10g，炙甘
草 6g，焦山楂 10g，神曲 10g，柴胡 10g，升麻 3g，大枣 5 枚，
水煎服。

裴正学教授认为白血病患者具有明显的气虚证候，如面
色不华，自汗乏力，少气懒言，头晕眼花等。"气为血帅"，
必然导致血虚，故在病程中期出现心悸气短、夜寝不安等血
虚证候。《黄帝内经》说："气为阳，血为阴""孤阴不生，孤
阳不长"，气虚与血虚相互促进，使病程急剧进展，最后发展
为阴虚内热，血热妄行气虚不能统血的程度。在这一系列病
机形成中，最早出现的气虚是一个极为重要的因素，中药紧
紧抓住补气这一环以治其本。气是什么？用现代医学的观点
来看，可以认为它是机体的生理机能及抗病机能等一切正常
功能活动的总概念。《黄帝内经》说："邪之所凑，其气必虚""正
气存内，邪不可干"，可以认为通过全力以赴地补气，使机体

自身的抗病机能得到充分的动员，造血系统得到改善，这是治愈本病的主要因素。此外在补气的同时，还必须养阴，祖国医学的养阴，包含有增加血液水分、营养之意，这些物质是维持机体功能正常进行的先决条件。补气的同时配以养阴，才能相得益彰，功效卓著。

2. 祛邪

白血病虽然以虚为本，以实为标，但在整个病程中，特别是急性白血病，经常表现出一派风热、实火证候。有时见头疼，发热，舌红，脉数，示热在卫分；有时见高热，口渴，多汗，便结，示热在气分；有时见血热妄行，吐衄便血，示热在营血。总之此病具温病特征者，为临床所多见，用药当注重清热解毒之品，如二花、连翘、薄荷、蒲公英、败酱草、板蓝根、白花蛇舌草、半枝莲、龙葵、紫花地丁、七叶一枝花、桑叶等。

（1）如热毒攻肺，咽部肿痛，用黄芩、山豆根、牛子、马勃、生甘草、玄参、白花蛇舌草等。

（2）如痰嗽不爽，用鱼腥草、贝母、桑白皮、生石膏或麻杏石甘汤。

（3）如肺热鼻衄，用白茅根、丹皮、生地、焦栀子、茜草等。

（4）如肺移于大肠，大便闭结者用土大黄，元明粉。如湿热下痢，用黄连、黄芩、白头翁、秦皮、马齿苋等。

（5）如热毒攻肾，尿赤淋浊，用知母、黄柏；肾热移于膀胱，湿热下注，尿少不利（泌尿系感染），用栀子、瞿麦、车前草、滑石、龙葵、半枝莲等。

（6）如热毒攻肝，目赤口苦，用龙胆草、栀子；肝移热于胆，出现黄疸，用茵陈、黄柏等。

（7）如热毒攻心，心火亢盛，烦躁不安，用黄连、大青叶、连翘等。心移热于小肠，小便赤涩，用生地、木通、生甘草，如皮肤生疮疖，重用二花、连翘、蒲公英、地丁等。如出现败血症，用黄连解毒汤加味。

（8）如热邪入营，营血耗损，身热夜甚，斑疹隐隐，脉细数，舌绛无苔，可用犀角、生地、玄参、竹叶、麦冬、丹参、黄连、二花、连翘等。

（9）如热入心包，高热神昏、谵语，挟有痰热、脉见滑数，因热邪内闭，多见高热而四肢反凉，应即速清心解热，以挽逆势，可用安宫牛黄丸，至宝丹，紫雪丹之类。

（10）如邪热留于阴分不解，热象（多系低热）不除，朝轻暮重，手足心热，舌质红，脉细数，可用秦艽、鳖甲、生地、知母、地骨皮、青蒿、柴胡、白薇、胡黄连、龟板等。

（11）如热毒攻脾，口燥唇干、烦渴易饥，用山栀、生石膏、生甘草。脾热及胃，中焦燥实，目赤口渴，腹胀便秘，用大黄、元明粉或凉膈散加味。

（12）在上述清热解毒法的基础上可酌情加入具有抗癌作用的清热解毒的药，如白花蛇舌草、半枝莲、龙葵、猪殃殃、喜树果、青黛、重楼之类；还可加入雄黄、蟾酥等具有辛温性质的解毒抗癌药。

（13）除上述清热解毒诸法外，一部分白血病患者，经常出现全身骨节疼痛，胸骨明显压痛，舌暗，脉涩，或合并低热及高热不退者，当以瘀血论治，须注意活血化瘀之品，如三棱、莪术、黄药子、三七、蛇六谷、山慈菇等。

近年来裴正学教授在治疗白血病患者合并感冒时通常用麻黄桂枝合剂加减：麻黄、桂枝、杏仁、生石膏、甘草、川芎、白芷、细辛、羌独活、防风。在 20 世纪 70 年代裴正学教授曾用岳美中先生之七鲜汤加减治疗白血病之发烧，取得良好的疗效。如以青蒿鳖甲汤合白虎汤另加鲜藿香 10g，鲜佩兰 20g，鲜荷叶 20g，淡竹叶 10g，青竹茹 20g，鲜芦根 20g，厚朴花 6 克。

对于白血病患者骨髓移植后排斥反应，出现皮肤色素沉着，裴正学教授用平胃散、桂枝汤、选奇汤，三方合方加减：党参、白术、青皮、陈皮、牛膝、白鲜皮、乌蛇、蝉蜕、地肤子；皮肤发痒用苍公合剂加减：苍术、蒲公英、赤芍、金银花、丹皮、丹参、生地、地肤子、百部、桃仁、苦参、白芷、防风、荆芥、地骨皮、连翘、乌蛇、鸡血藤、蝉蜕、紫草、白鲜皮。

裴正学教授治疗急性白血病在汤药的基础上，配合服用圣宝丹、青蔻胶囊等成药。裴正学教授创研之"青蔻胶囊"采用了蟾酥、青黛二味主药置于胶囊，每次 1 粒，每日 2～3 次。蟾酥者脊椎动物蟾蜍之皮脂腺分泌物也，味甘、性温、有毒。传统中医谓具解毒消肿、通窍止痛之功，现代药理研究证实该药具有强心、平喘、消炎、止痛、抗癌之功效。青黛为爵床科植物马兰、蓼科植物蓼兰、十字花科植物菘兰之叶，三种植物之叶中含有蓝色之色素，粗炼品称之曰蓝靛，此即青黛也，味咸，性凉，传统之中药也，具清热解毒，凉血清肝之功效。有人从青黛中提取出靛玉红，证明为青黛中治疗白血病之主要成分。青蔻胶囊之应用意在增加祛邪之力度，盖扶正固本虽寓"扶正以祛邪"之意，然终是缓则治本之法，青蔻胶囊则具急则治标之含义，二者同用可见相得益彰之效。鉴于蟾酥具有强大之致毒副作用，胶囊中加入少许草豆蔻，使之和胃健脾、行气降逆，从而达到止呕目的。

裴正学教授治疗白血病在服用中药的同时，必要时还采用西医化疗。如急性非淋巴细胞白血病采用 DA 方案（柔红霉素、阿糖胞苷）化疗，急性淋巴细胞白血病采用 VDLP 方案（长春新碱、柔红霉素、左旋门冬酰胺酶、泼尼松）化疗，化疗过程中出现血红蛋白低于 60g/L 时给予输红细胞，血小板低于 30×10^9/L 时给予输血小板。缓解后继续服用中药及中成药治疗。如感冒后出现呼吸道感染时，仍需运用抗生素，配合裴正学麻桂合剂方治疗，遵循急则治其标，缓则治其本的原则。

（三）裴正学教授对白血病的治疗用药

裴正学教授认为，现代医学对本病尚无根治手段，一般采用口服羟基脲、马利兰等化疗药物，以及干扰素治疗，但有较大毒副反应，部分患者不能耐受。到目前为止，联合化疗是治疗本病的基础。但急性白血病的化疗仍存在很多问题。首先，复发率高；再次，损害肝肾功能、导致胃肠道反应、心脏毒性、严重脱发，易产生耐药性和（或）对化疗药物不敏感，化疗后骨髓抑制及免疫抑制明显，生存质量显著下降，患者本身难以接受，丧失治疗信心，使治疗难以顺利进行。

中医中药不仅可以减轻化疗的副作用，而且还可提高化疗的效果。因此，中西医治疗本病是最优选择。"西医诊断、中医辨证、中药为主、西药为辅"的十六字方针，是裴正学教授积50年临床经验总结中西医结合诊疗之精髓。裴正学教授以此学术思想作为内科疾病的诊疗模式，指导临床数十年，收效颇佳，屡起沉疴。其对白血病诊疗思路亦源于此方针的指导，以骨髓象、血象等检查结果，结合细胞形态学、染色体核型分析及BCR-ABL融合基因检验明确诊断；以脏腑辨证、气血辨证为立法处方的依据；运用兰州方扶正固本以提高机体反应性的同时，配合西药化疗直接杀灭白血病细胞以减轻病原致病性。裴正学教授认为本病病位在骨髓，累及血分，与五脏相关。病机主要为本虚标实。裴正学教授治疗此病常以补肾健脾，益气养血，治本补虚；化痰活血，软坚散结，清热解毒，治标祛邪。虽扶正与祛邪并用，但扶正固本确为贯穿于此病治疗始终的大法，又以清热解毒、软坚散结之品配合化疗治标祛邪，临床疗效显著。

白血病的发病机理是通过目前尚未明确的途径抑制了粒细胞系统的生理凋亡，并使白血病细胞对细胞毒类抗肿瘤药物产生了耐受性，因此诱导细胞凋亡是治疗白血病的重要手段。而目前，化疗仍然是治疗白血病的主要方法。诱导细胞凋亡蕴含着中医扶正的思想，可通过扶正固本，提高机体的反应性，达到彼正气存内则邪不可干。化疗通过直接杀死白血病异常细胞，降低了病原的致病性，可以理解为中医的祛邪，彼邪去则正自安。鉴于此，白血病治疗当以中西医结合扶正祛邪为主，其中扶正又为关键。大量临床观察也表明，中西医结合治疗白血病的疗效优于单纯化疗。西药化疗在杀灭白血病异常细胞，解决局部问题和病邪致病性方面有优势，但在扶正固本、改善整体状况和机体反应性方面则有其不足。二者结合，取长补短，做到攻邪而不伤正，扶正而不恋邪。在化疗同时服用兰州方，一则增强了化疗的疗效，二则减轻了化疗的毒副作用，保护了正常骨髓的造血功能，提高了机体对化疗的耐受性。中西医两种医学在其不同的发展过程中形成了各自独特的优势，而另一方面也形成了各自难以克服的不足。因此，只有在中医西医有机的配合下，在先进的西医技术明确诊断下，发挥中医药特色，不断总结经验、提高疗效，从而达到治疗血液病理想疗效之目的。

裴正学教授治疗白血病遵循中西医结合的"十六字方针"，采用西医诊断，中医辨证，中药为主，西药为辅。因此在治疗上，可以按脏腑虚象以扶正；又可以按病邪盛衰以祛邪。根据"邪之所凑，其气必虚""正气存内，邪不可干"的观点，裴正学教授认为白血病的病机应以虚为本，以实为标。扶正则治虚；祛邪则治实。缓则扶正；急则祛邪。扶正之法以健脾补肾，补气养血，调和阴阳为主；祛邪之法不外清热解毒、活血化瘀两端。

1. 自拟兰州方以扶正固本

裴正学教授认为与所有的恶性肿瘤一样，正气亏虚是白血病发生、发展的根本原因。机体正气不足，易感毒邪，病邪入里，内热熏蒸则为发热。阴血被耗则为贫血，热迫血行则为出血。

在这一过程中正气亏虚始终处于主导地位，正盛邪衰则病情好转，正衰邪盛则病情加重。这里正气亏虚实质上指的是脏腑气血功能失调和机体自身免疫功能减退。而邪气不仅指六淫、疫毒、饮食劳倦、情志内伤，而且包括正虚之后产生的痰结、湿聚、气阻、邪热、瘀血等病理变化产物。白血病患者虽然经常表现为高烧、出血等邪实之情况，但这是本虚基础上的标实，为"至虚有盛候"的表现。此时若一味使用破血散结苦寒攻下，清热泻火，不仅不能解决标实，而且易伤正，使正气更虚，病情恶化。

裴正学教授认为在人体的五脏六腑中脾肾二脏功能好坏与机体正气强弱关系最为密切。前者为后天之本，水谷之海，能运化水谷精微以化生气血，滋养脏腑。后者为先天之本，精血之源藏真阴而寓元阳，为脏腑阴阳之根。故补肾健脾是扶正固本的具体法则。因此，裴正学教授在临证中本虚治宜扶正固本，自拟兰州方加减治疗，疗效显著。兰州方为裴正学教授治疗白血病的主方，自 1974 年苏州全国血液病学术会议上被定名以来，在全国各地广泛运用，收到很好疗效。近五十年来裴正学教授以此方为主加减治疗数百例白血病患者，大部分得到了不同程度的缓解，部分病例完全治愈。此方以六味地黄汤、生脉散、甘麦大枣汤、桂枝汤四方合方化裁而成。方中潞党参、太子参、人参须、北沙参健脾益气，大补中气，堪称扶正顾本之主药；党参、麦冬、五味子乃生脉散，益气养阴；生地黄、山茱萸、山药为六味地黄汤之三补，取补肾养血之寓意；且大剂量山茱萸有改善骨髓造血功能的作用，此"肾主骨，骨藏髓，髓血同源"之明证；甘草、大枣、浮小麦即甘麦大枣汤，养心安神，心神安则血安；桂枝、白芍调和营卫。诸药并用补肾填精，健脾益气。正如张景岳所云："其有气因精而虚者，自当补精以化气；精因气而虚者，自当补气以生精。"因此，此方之妙在于脾肾同补。若白细胞计数偏低可加肉桂、附子；红细胞计数偏低加女贞子、旱莲草；血小板计数偏低加玉竹、黄精；兼有纳差、腹胀者加木香、草豆蔻；出血者加丹皮、赤芍、三七、阿胶；若见脾大加三棱、莪术、海藻、昆布、土大黄、水蛭、马钱子；发热加二花、连翘、蒲公英、败酱草、白花蛇舌草、半枝莲、龙葵、清骨散及青蒿鳖甲汤等。对于白细胞总数增高者裴正学自拟紫龙合剂治疗。方药为紫草 10g，龙胆草 6g，鸡血藤 15g，马齿苋 20g，寒水石 30g，生石膏 30g，三棱 10g，莪术 10g，贯众 10g，马钱子 1 枚（油炸）。裴正学教授还用蟾酥、雄黄少许，制成胶囊（青蔻胶囊）以治疗白血病，蟾酥、雄黄皆为有毒之品，均能以毒攻毒。与兰州方相比该方重在祛邪。

2. 兰州方配合化疗标本同治

裴正学教授认为白血病的中医治疗首辨虚实和邪正盛衰。邪实主要是六淫邪毒、痰凝血瘀；正虚主要是脏腑气血亏虚。正盛邪衰则病情好转，正衰邪盛则病情加重。白血病的发展分初、中、后三阶段。初、中期正气已虚，而邪气渐盛，表现为轻度肝脾肿大，淋巴结肿大，白细胞或血小板升高，疲倦乏力，发热口干，吐血衄血等；治疗宜益气养阴，清热解毒；后期正气虚惫，而邪毒实盛，正邪相争，两败俱伤。患者肝脾及淋巴结肿大，面色萎黄，形体消瘦，发热出血等。此时当扶正固本为主，酌加活血化瘀、消积攻坚之品。其次当分清标本缓急。白血病正气亏虚，外感邪毒，热毒炽盛，出现高热烦躁，口腔糜烂，肌肤发斑，吐血衄血，神疲乏力等症，治以清热解毒、滋阴凉血为主。高热烦躁以人参白虎汤加味；热入营血，肌肤发斑以犀角地黄汤、清营汤加味；两胁胀痛，腹胀便秘以裴氏胆胰合症加减；肝脾及淋巴结肿大加三棱、莪术、鳖甲、皂刺等。

根据患者病情发展变化，在中药治疗同时常常配合西医化疗。特别是在急性白血病或慢性白血病急变时，当患者进行性贫血不断加重，发热持续不退，抗感染治疗无法控制，脾脏进行性肿大，有出血倾向，血象及骨髓象异常改变时要考虑慢粒急变的可能。病情进展很快，慢粒急变治疗比急性白血病治疗困难，完全缓解仅10.7%。可用阿糖胞苷、阿霉素、环磷酰胺及甲氨蝶呤化疗。骨髓象或外周血象中原始细胞或早、幼细胞比例很高时，化疗不仅能解决燃眉之急，而且为中医治本赢得时间。在化疗方案选择上，对于急性淋巴细胞性白血病多采用VP方案（长春新碱、强的松），必要时加柔红霉素。对于急性非淋巴细胞性白血病或慢性粒急变多采用DA方案（柔红霉素、阿糖胞苷）。慢性粒细胞型白血病多采用马利兰、羟基脲，而此时服用兰州方更为重要，因为西药化疗在杀灭白血病细胞，解决局部问题和病邪致病性方面有优势，但在扶正固本、改善整体状况和机体反应性方面则有其不足。二者结合，取长补短，做到攻邪而不伤正，扶正而不恋邪。

在化疗同时服用兰州方，一则增强了化疗的疗效，二则减轻了化疗的毒副作用，保护了正常骨髓的造血功能，提高了机体对化疗的耐受性。在兰州方配合化疗治疗白血病时，化疗期间中药以扶正、减轻化疗的毒副作用为主。根据化疗时患者是否有恶心、脱发、睡眠差、易感冒之情况，相应加入木香、草豆蔻、旋覆花、代赭石、女贞子、旱莲草。而在化疗间歇期加入马钱子、土大黄、水蛭。其中马钱子，性苦、寒，有大毒，能通络止痛，散结消肿，油炸之后去其毒性，留其疗效。水蛭，苦、微寒、有小毒，能破血逐瘀。土大黄，甘、温能养血生血，兰州方中加入以上三药后者熔扶正、化瘀为一炉，攻补兼施，以补为主，以攻为辅，相得益彰，疗效较好。

另外，白血病患者饮食宜清淡，少食油腻及辛辣不消化食物，补充适量的维生素、蛋白质、水和电解质，防止体内热能消耗和体液不足。药膳如山药、莲子、阿胶、核桃、大枣煮熟食用可改善贫血症状。

（四）案例分析

例1：患者马某，男，17岁。患者于1967年3月15日由某医院内科以急性单核细胞白血病之诊断转我院。患者谓3个月前自觉头昏、乏力、皮肤散在出血点，在当地医院治疗无效。因出血点日趋增多，更见鼻衄、便血等，当地医院以再生障碍性贫血之初步印象于同年2月1日转某医院。在兰住院期间，病情进展甚速，出血症状日益加重，患者情况逐日恶化，经骨髓片确诊为急性单核细胞白血病。住院50余天，输血10余次约3000mL，并使用各种抗白血病疗法仍不能控制病情之恶化，根据家属要求转回原籍，遂来就诊。

既往史：既往身体健康，曾患感冒及"伤寒"，均及时治愈，无有毒物质及放射性物质接触史。

体格检查：体温 38.5℃，脉搏 112 次 /min，血压 90/50mmHg。患者发育尚可，营养欠佳，神志清晰，查体合作，颜面苍白，呈急性贫血面容全身皮肤黏膜可见散在性大小不等之出血点，压之不褪色。臂部及小腿外侧可见 4cm×6cm 及 7cm×4cm 大小瘀斑。巩膜未见黄染。咽后壁未见充血，扁桃体未见肿大。颈部柔软，未见畸形。胸廓对称，胸骨压疼明显。两肺呼吸音粗，未闻及干鸣音及湿鸣音。心界不大，心率 112 次 /min，律齐，P2>A2，心尖部可闻及Ⅲ级收缩期吹风样杂音。腹胀，中腹部有压痛，肝脾未触及。四肢未见异常。病理反射阴性。

化验检查：红细胞 $0.9×10^{12}$/L，血红蛋白 19.2g/L，血小板 $10×10^9$/L，白细胞 $1.2×10^9$/L，中性 18%、淋巴 72%、单核 10%，网织红细胞 0.1%，出血时间 5 分 20 秒，凝血时间 24 秒。尿、粪常规未见异常。

骨髓穿刺涂片检查：骨髓涂片质量良好，骨髓增生明显活跃，粒：红 =3.1：1，白：红 =27.1：1，白细胞显著增生，主要细胞类型为单核细胞、原始单核细胞 5.0%，幼稚单核细胞 69.5%，成熟单核细胞 6.0%，共计 80.5%。各阶段幼红细胞共计 3.5%，成熟红细胞形态基本正常，部分红细胞血红蛋白充填欠佳。未见巨核细胞。

诊断意见：急性单核细胞白血病。

住院治疗经过：患者于 1967 年 3 月 15 日入院，即给青霉素40万单位肌注，8小时1次，链霉素0.5g肌注，每日2次，维生素B₁ 10mg每日3次口服，维生素C 100mg每日3次口服，强的松30mg每日3次口服。同时着重采用中医辨证治疗。患者证见壮热烦渴，骨蒸汗出，遍身血斑，吐衄、便血，舌经少苔，脉细而数。显系气阴两亏、血热妄行之症。法当益气养阴、清热降火、固表止汗、凉血止血。遂以1号处方煎水服之，每日1剂。8剂后，患者病情稍有改善，发热、汗出、口渴均较前减轻，出血症状较前亦有所好转（此期间曾输血2次共600mL）。4月5日就诊，证见夜热早凉，骨蒸盗汗，吐衄便黑等全身出血症状较前稍减轻，舌红少苔，脉仍细数。证乃余热未清、气阴两亏。气虚不能统血，阴虚不能制火。法当大补气阴，清热除蒸；佐以凉血止血、固表止汗制剂。该用2号处方水煎服之，每日1剂。共服10剂后患者体温下降至正常，鼻衄停止，全身血斑及出血点减少，无发展倾向。患者一般情况进一步好转，可在床下做轻微活动，食欲较前增加（期间输血2次共600mL）。4月20日中医检查，证见颜面苍白，少气乏力，心悸气短，夜寝不安，头晕目眩，骨蒸自汗，舌红苔薄，脉细数。此系气阴亏损，表里两虚血不安神，阳浮外越之症。应当大补气阴，镇重安神，佐以固表止汗之剂。方用3号处方水煎服之，每日1剂。连服40余剂患者一般情况明显好转，出血止，斑疹消，颜面稍转红，乏力、自汗、心悸、气短、夜寝不安等症状均有好转（期间输血3次共计800mL）。于1967年6月25日以继续大补气阴之旨改用4号处方煎汁收膏，日服2次，每次五钱，白开水冲服，共服 3 天。历时 5 月余，至 1967 年 11 月，患者体力增强，颜面红润，食欲可，精神佳，气短，患者能从事一定量的轻微劳动（在此期间先后输血 5 次共计 1200mL，西药持续每日强的松 10mg，分 2 次口服）。血红蛋白持续在 5% 以上。为了确切地掌握患者疗效，鉴于我院诊断水平有限，于 11 月 10 号做骨髓涂片，嘱患者携片赴兰州张爱诚教授处阅片，并嘱其在兰期间每日服 3 号处方 1 剂，水煎服，切勿中断。患者赴兰后坚持服用 3 号处方，1968 年元月 17 日接张爱诚教授来信说："患者之骨髓象属急性单核细胞白血病缓解期，除单核细胞各阶段尚少量不全外，其他各细胞系统均恢复正常。"并对中药疗效十分满意，并说："患者在兰期间仍坚持服用你所拟定之中药处方。"1968 年元月 18 日因兰州服用中药不便，患者回天水家中继续服用中药。元月 20 日应邀赴患者家中诊视，见患者颜面㿠白，乏力多汗，心悸气短，偶有牙龈出血及鼻衄，脉沉细，舌胖淡，处以 4 号处方配膏 1 料，白水冲服（服法同前）。1968 年 3 月 9 日患者以感冒 2 天，胸闷咳嗽之主诉，第二天入我院，当时患者发烧（体温 39.2℃），胸闷咳嗽，痰中少量血丝，前胸后背可见少量出血点，咽微红，扁桃体不大，两肺呼吸音粗，未闻及喘鸣音及哮鸣音，胸骨有压痛，肝脾未触及，四肢未见异常，病理反射阴性。血象：红细胞 3.45×10^{2}/L，血红蛋白 52g/L，白细胞 3.4×10^{9}/L，中性细胞百分比 56%，淋巴细胞百分比 40%，单核细胞百分比 4%。诊断：①急性单核细胞白血病（缓解期）。②上呼吸道感染。入院后即给青霉素 40 万单位肌注，每 8 小时 1 次，链霉素 0.5g 肌注，每日 2 次，维生素 B₁ 20mg 每日 3 次，维生素 C 100mg 每日 3 次，强的松 20mg 每日 3 次，咳必清 50mg 每日 3 次。中医检查证见：壮热无汗，喘息不宁，头痛恶寒，舌红少苔，脉濡细。此系风寒犯表，热郁肺金，气阴两虚之证。法当解表清里，益气养阴，投以 5 号方，水煎服，每日 1 剂。服 4 剂后一般情况好转，体温降至 37.5℃，咳嗽止，痰呈泡沫状未见血丝。3 月 15 日起改用 3 号处方，服 40 余剂，患者除时有头晕、心悸外，其他症状完全消失，于 1968 年 5 月 18 日出院。

患者出院后在家继续服 3 号处方达 60 余剂，身体恢复健康，于 1968 年 7 月重返工作岗位。1973 年 4 月中旬，裴正学教授行程千余里，在酒泉访问了患者，患者身体健壮，精力充沛。后期血象（1973 年 3 月 24 日）：红细胞 4.2×10^{12}/L，血红蛋白 82g/L，血小板 200×10^9/L，白细胞 5.6×10^9/L，中性 65%，淋巴 33%，单核 2%。骨髓象（1973 年 3 月 26 日）：骨髓增生活跃，粒：红 =1.96 ：1，粒细胞系统中幼粒至带状核阶段比例稍低，幼稚单核细胞及单核细胞比例偏高（共17.8%，其中幼稚单核 3.8%），淋巴细胞基本正常，红细胞系统基本正常，全片见成熟巨核细胞 3 个，无血小板形成征象，成熟红细胞形态如常，血红蛋白充填良好。

此例患者经 2013 年函访，患者仍健康存活，现已年过花甲，儿孙满堂。

1 号方：生石膏 30g，知母 12g，粳米 9g，甘草 9g，人参须 15g，棕榈炭 15g，北沙参 15g，潞党参 15g，犀角 9g，玄参 15g，生地 30g，丹皮 9g，山药 15g，山茱萸 30g，生龙牡各 15g，五味子 3g，浮小麦 30g。

2 号方：青蒿 15g，鳖甲 15g，知母 15g，鳖血炒柴胡 15g，人参须 15g，棕榈炭 15g，北沙参 30g，潞党参 30g，犀角 9g，生地 30g，白芍 30g，丹皮 9g，山药 15g，山茱萸 30g，生龙牡各 15g，五味子 3g，浮小麦 30g。

3 号方：人参须 15g，北沙参 30g，潞党参 30g，麦冬 9g，生地 30g，白芍 15g，甘草 6g，山药 15g，山茱萸 30g，龙骨 9g，牡蛎 30g，五味子 3g，酸枣仁 9g，大枣 10 枚，浮小麦 30g。

4 号方：台党参 90g，太子参 90g，北沙参 90g，玄参 90g，生熟地各 15g，麦冬 90g，白芍 90g，枸杞子 90g，首乌 90g，山茱萸 90g，玉竹 90g，百合 90g，当归 90g，去心白莲子 120g，白薇 45g，白术 90g，炙甘草 90g，牡蛎 90g，酸枣仁 90g，柏子仁 90g，红枣 90g，五味子 15g，炒丹皮 45g，炙黄芪 150g，上药共煎 4 次成浓汁膏，加入阿胶 15g，龟板 15g，鳖甲胶 15g，红糖 2000g，溶化入膏，空腹白开水冲服，每服 15g。

5 号方：麻黄 9g，桂枝 9g，杏仁 9g，甘草 6g，黄芩 9g，桑白皮 9g，地骨皮 9g，人参须 15g，北沙参 15g，潞党参 15g，山药 15g，白芍 15g，炙甘草 9g，麦门冬 15g，五味子 3g，生地 30g，山茱萸 30g，犀角 9g，丹皮 15g。

例 2：刘某，男，20 岁，2002 年 3 月，教授诊断急性淋巴细胞性白血病（L_2），曾在兰州某医院血液科确诊，并多次住院、输血、化疗。病情仍然反复发作，血红蛋白在 60g/L 上下浮动，白细胞在（1～2）×10⁹/L，骨髓象原始淋巴细胞在30%～90%间波动，无缓解现象。

方药：裴正学教授予兰州方加减。北沙参15g，潞党参15g，太子参15g，人参须15g，生地12g，山药10g，山萸肉30g，桂枝10g，白芍10g，生姜6g，大枣4枚，炙甘草6g，麦冬10g、浮小麦30g，五味子3g，马钱子1个（油炸），土大黄12g，水蛭3g（分冲），水煎服，一日1剂，长期服用。同时服裴正学教授研制之"裴氏升血颗粒""青蔻胶囊"等（按：裴氏升血颗粒为兰州方加味制成之冲剂，由甘肃省医学科学研究院研制监制；"青蔻胶囊"由兰州荟萃堂药店监制，二药均为医生处方用药）。

经过半年之调治，患者情况逐日好转，血红蛋白增至162g/L，白细胞（4～5）×10⁹/L，骨髓象呈完全缓解，原始淋巴细胞稳定为"0"，此种骨髓象已维持半年无变化，至2003年6月患者已1年3个月未用化疗。患者原籍江西赣州，曾回老家调治服用上述药物，病情好转后在南昌医院骨髓涂片诊断痊愈，后来兰州复诊，诊断与南昌完全一致。后患者已复学上课，身体一般状况良好，继续服用裴氏升血颗粒、青蔻胶囊等药。定期复查血象及骨髓象均正常。

例3：患者周某，男，34岁，于2006年在某医院诊断为急性非淋巴细胞白血病（M₂ᵦ）。患者于2006年4月无明显诱因出现发热，体温39℃，就诊于某医院，查血常规：白细胞23×10⁹/L，血小板27×10⁹/L，骨髓细胞学检查示：急性非淋巴细胞白血病，染色体检查示：t（8，21）染色体移位，

PML/RARa 基因阴性，故多考虑急性非淋巴细胞白血病（M$_{2b}$）给予 HA（具体不详）方案化疗一周期，骨髓反应Ⅳ级，经输血、升白细胞、血小板治疗病情好转。出院后就诊于裴正学教授门诊，症见面色苍白，头晕，疲乏无力。辨证为：气血亏虚，给予健脾益气，扶正固本。

方药：兰州方加减，北沙参 15g，潞党参 15g，太子参 15g，人参须 15g，生地 12g，山药 10g，山萸肉 30g，桂枝 10g，白芍 10g，生姜 6g，大枣 4 枚，炙甘草 6g，麦冬 10g，浮小麦 30g，五味子 3g，马钱子 1 个（油炸），土大黄 12g，水蛭 3g（分冲），水煎服，一日 1 剂，长期服用。

患者于 2006 年 6 月复查骨髓象提示：完全缓解。于 2006 年 7 月至 2008 年 1 月就诊于某医院，共进行 10 周期化疗（具体方案不详），化疗前后及化疗期间一直服用中药及裴氏升血颗粒治疗。患者于 2008 年 5 月 30 日就诊于某医院中西医结合科，入院查血常规示：白细胞 5.3×10^9/L，红细胞：5.23×10^{12}/L，血红蛋白 167g/L，血小板 99×10^9/L。骨髓象提示：原粒 1.5%，早幼粒 3.5%，急性非淋巴细胞白血病治疗后完全缓解骨髓象。继续给予一周期 DA 方案化疗。化疗结束后出院。此后患者一直服用兰州方及升血颗粒、青蔻胶囊等中成药治疗，病情一直稳定。2012 年底患者再次就诊于裴正学教授门诊，自诉身体健康，复查血常规完全正常。

例 4：患者张某，男，42 岁，于 2009 年 6 月因咳嗽、咽痛、发烧 1 周就诊。疲乏无力，食欲不振，头昏头晕，心悸气短，盗汗口干，腰膝酸软，舌质红、苔薄黄，脉浮数。查扁桃体肿大，双肺呼吸音粗糙，未闻及啰音，心律齐，贫血貌。肝脏未扪及，脾脏肋缘下2指。双下肢紫癜。白细胞12.5×10^9/L，中性中幼粒细胞16%，中性晚幼粒细胞13%，嗜碱性细胞5%，血红蛋白68g/L，红细胞3.5×10^{12}/L，血小板90×10^9/L。骨髓检查：骨髓增生极度活跃，粒系中晚幼粒细胞显著增高，嗜碱性粒细胞增高。确诊为慢性粒细胞性白血病。使用羟基脲、抗感染对症支持治疗病情好转。

中医辨证：脾肾亏虚，兼外感风热，营血被扰。

治则：补肾健脾，疏风清热。

方药：兰州方、麻杏石甘汤加减。北沙参15g、太子参15g、人参须15g，潞党参15g，生地黄12g，麻黄10g，苦杏仁10g，龙胆草10g，生石膏30g，山茱萸30g，紫草15g，甘草6g，金银花15g，连翘15g。水煎服，一日1剂。

二诊：服药14剂，咳嗽好转，乏力、头晕减轻，食欲渐佳，舌质红、苔薄白，脉沉细，证属脾肾亏虚，瘀血内阻。上方去麻杏石甘汤，加三棱10g，莪术10g，海藻10g，昆布10g，土大黄10g，马钱子1个（油炸），水蛭3g。一日1剂。

三诊：上方服用3月，出汗、乏力减轻，脾脏缩小，身体较瘦，舌质红，苔薄白，脉沉迟。血红蛋白75g/L，血小板108×10^9/L。兰州方中加当归10g，黄芪15g，女贞子15g，鹿茸100g，水蛭100g，研磨冲服，每次3g，每天3次。此后以兰州方加减服药1年以上，病情平稳。查白细胞4.5×10^9/L，中性粒细胞70%，淋巴细胞30%，血红蛋白128g/L，红细胞4.5×10^{12}/L，血小板128×10^9/L，嗜碱性细胞0。骨髓象示：

未见骨髓异常增生及粒细胞出现。将兰州方按处方用量取10剂药物，共研为末，每次服10g，每天3次，坚持服用，随访2年未见复发，病情痊愈。

例5：患者及某，女，48岁，于1996年2月因发烧、咽痛、皮下瘀斑就诊，经骨髓检查诊断为慢性粒细胞白血病，西医用马利兰、羟基脲等药治疗后体温有所下降，但头晕乏力之症加重并出现恶心、尿频之症故求治于裴正学教授。一诊：患者体温37.2℃，脉搏90次/min，呼吸23次/min，血压110/70mmHg，面色苍白，形体消瘦，脾大，胸骨压痛阳性，血常规示：血小板 23×10^9/L，白细胞 2.0×10^9/L，血红蛋白62g/L，油镜分类原始粒2%，裴正学教授停用西药改用中药治疗。

方药：生地12g，山药10g，山萸肉15g，茯苓12g，泽泻10g，丹皮10g，党参15g，太子参15g，北沙参15g，马钱子1枚（油炸），土大黄15g，水蛭6g，扁蓄15g，瞿麦15g，水煎服，一日1剂，分两次服；并一直服用青蔻胶囊1粒，口服，每日一次。

二诊：服上方十余剂，精神好转，恶心、尿频之症消失。上方去扁蓄、瞿麦，继服。

三诊：10个月以后因感冒又出现发烧、咳嗽、皮下瘀斑、全身不适。血常规示，血小板 101×10^9/L，白细胞 9.3×10^9/L，血红蛋白117g/L，中性粒细胞百分比80%，油镜分类：原始粒1%，中性早幼粒6%，中、晚幼粒9%。给予羟基脲4g，口服，每周2次并抗感染治疗，同时服用中药，治疗处方为：麻黄

10g，杏仁 10g，生石膏 30g，甘草 6g，党参 10g，麦冬 10g，五味子 10g，马钱子 1 枚（油炸），土大黄 10g，水蛭 6g，寒水石 30g，二花 15g，连翘 15g，水煎服，每日 1 剂，分次服上方 7 剂后体温恢复正常，咳嗽等症减轻，又以兰州方为基础，以巩固疗效，病情稳定达 1 年半。

四诊：1 年半以后患者又出现发烧，双侧腮腺肿大，头痛、查颈强直、布氏征（－），外周血象示血小板 322×10^9/L，白细胞 12.7×10^9/L，血红蛋白 125g/L，中性粒细胞百分比 80%，油镜分类原粒 2%，早幼粒 5%，中、晚幼 10%，骨髓片示原粒 16.5%，中幼粒 21%，考虑为：慢粒急变合并腮腺炎，给予柔红霉素，环磷酰胺，阿糖胞苷及甲氨蝶呤，以抗炎治疗的同时突出中药治疗，方药为生地 12g，山药 10g，山萸肉 16g，茯苓 12g，人参须 15g，太子参 15g，北沙参 15g，麦冬 10g，天冬 10g，五味子 3g，甘草 6g，浮小麦 20g，白芍 10g，桂枝 10g，水煎服，一日 1 剂，分两次服。以上治疗共进行 6 周，患者诸症缓解，血常规中白细胞计数 2.9×10^9/L，血红蛋白 128g/L，血小板 60×10^9/L，油镜分类，晚、幼粒 4%，骨髓象早幼粒在 2% 以内。患者至今存活。

例 6：患者宋某，男，26 岁，急性粒－单细胞白血病，在外院进行多次化疗但病情仍不能控制，故于 1997 年 1 月 10 日就诊。一诊，患者 10 天前刚结束化疗，现面色苍白，精神倦怠，头晕乏力，皮下有散在出血点，有时鼻腔出血，舌淡苔薄黄，双脉沉细无力，化验血常规示：血红蛋白 47g/L，血小板 2.1×10^9/L，白细胞 2.1×10^9/L，其中原、幼单 2%。

中医辨证：脾肾双亏，治宜健脾补肾。

方药：生地 12g，山药 10g，山萸肉 16g，丹皮 10g，人参须 15g，太子参 15g，北沙参 15g，麦冬 10g，五味子 3g，女贞子 15g，旱莲草 15g，玉竹 6g，黄精 20g，附子 6g，肉桂 3g，水煎服，一日 1 剂，分两次服。

二诊：服上方 10 剂后精神好转，效不更方，继服 10 剂。查外周血象基本恢复正常。三诊，患者经治疗后精神饮食睡眠均好，无特殊不适。但半年后出现发热，肛周疼痛，全身皮下出血，查舌红苔黄，脉数。查血常规中血红蛋白为 96g/L，血小板 60×10^9/L，白细胞 16.5×10^9/L，原幼单 20%，原、幼粒 5%。考虑为白血病复发，在用柔红霉素、阿糖胞苷化疗同时，配合用中药治疗。处方：紫草 12g，龙胆草 6g，金银花 15g，马齿苋 15g，寒水石 30g，生石膏 30g，贯众 15g，三棱 10g，莪术 10g，马钱子 1 枚（油炸）。

四诊：化疗三个疗程中，患者体温恢复正常，肛周疼痛基本消失，全身皮下出血点减少，但血常规示血红蛋白 112g/L，血小板 70×10^9/L，白细胞 5.0×10^9/L，原幼单或原幼粒未见，此后服用兰州方。外周血或骨髓象以及临床上有复发情况则配合小剂量的西医化疗。患者存活 3 年。

例 7：患者王某，女，48 岁，诊断为急性粒 - 单细胞性白血病，按标准方案化疗后，病情仍不能有效控制。2008 年 6 月 10 日就诊，化疗后 15 日，主要症状：精神差，时有头晕伴全身乏力，鼻衄，脉沉细，舌淡，苔薄黄。血常规示：血红蛋白 50g/L，血小板 3.5×10^9/L，白细胞 1.9×10^9/L，其中原、幼单 2.1%，辨证为脾肾双亏，治宜健脾胃补肾阴。

方药：生地 12g，丹皮 6g，山萸肉 30g，山药 10g，太子参 15g，北沙参 15g，人参须 15g，潞党参 15g，女贞子 15g，旱莲草 15g，麦冬 10g，五味子 3g，玉竹 6g，附子 6g，黄精 20g，肉桂 3g，水煎服，一日 1 剂，分两次服。服上方 7 剂后精神大好，效不更方，嘱继续服 7 剂。复查外周血象恢复正常。患者经治疗后精神饮食睡眠均好，未述特殊不适。半年后又复发，出现发热，全身皮下散在出血点，舌红，苔黄，脉细数。查血常规中血红蛋白95g/L，血小板 59×10^9/L，白细胞 16.5×10^9/L，原幼单 21%，原、幼粒 5.2%。给予柔红霉素、阿糖胞苷化疗的同时，用中药治疗。处方为：龙胆草 10g，紫草 30g，金银花 15g，寒水石 30g，马齿苋 15g，生石膏 30g，三棱 10g，贯众 15g，莪术 10g，马钱子 1 枚（油炸）。在化疗的 3 个疗程中，患者体温基本正常，全身皮下出血点明显减少。但血常规示：血小板 59×10^9/L，血红蛋白 102g/L，白细胞 5.1×10^9/L，原幼单或原幼粒未见，遵嘱长期服用兰州方。骨髓象或外周血以及临床上有复发情况则配合小剂量的化疗。患者存活 3 年余。

例 8：患者张某，男，42 岁，急性粒细胞白血病部分分化型白血病，有两年急性白血病病史，于 2006 年 4 月 10 日就诊。症见：精神差，头晕伴乏力。查体：面色苍白，舌淡，苔薄，脉沉细。化验血常规示：血红蛋白 53g/L，白细胞 1.8×10^9/L，血小板 11×10^9/L，其中原、幼单 2.2%。

中医辨证：脾肾两亏，瘀血内阻，用健脾益肾、活血化瘀之法。

方药：以兰州方加减。生地黄 12g，山药 10g，山萸肉 30g，麦冬 15g，五味子 3g，太子参 15g，北沙参 15g，潞党参 15g，人参须 15g，白芍 10g，桂枝 10g，甘草 6g，大枣 4 枚，生姜 6g，浮小麦 30g，马钱子 1 个（油炸），水蛭粉 3g（分冲），土大黄 15g，水煎服，每日 1 剂。此方服用 1 月后，患者以上症状消失，面色红润，饮食、睡眠可，脉沉细，舌质淡红，苔薄白。复查血常规：血红蛋白 87g/L，红细胞 3.8×10^{12}/L，白细胞 3.8×10^9/L，血小板 80×10^9/L。继以上方随证加减，患者服药 6 年，血常规示：血红蛋白 127g/L，血小板 105×10^9/L，红细胞 3.89×10^{12}/L，白细胞 3.9×10^9/L，嘱以裴氏升血颗粒常服，并门诊随访，经治临床痊愈。

例 9：患者李某，男，32 岁。2010 年 6 月中旬在某医院经骨髓象诊断为：CML（慢性期），患者于 2008 年 6 月下旬初诊。症见：头晕，乏力，腰膝酸软，发热，脾大。查体：面色苍白，舌淡少苔，脉沉细数。实验室检查：红细胞 3.4×10^{12}/L，血红蛋白 100g/L，血小板 120×10^9/L，白细胞 72.4×10^9/L，中性中幼粒细胞占 18%，中性晚幼粒细胞占 12%，嗜碱性分叶核占 6%。骨髓象示：骨髓增生极度活跃，粒系中晚幼粒细胞显著增高，嗜碱性粒细胞比例偏高。

中医辨证：脾肾两亏，瘀血内阻。

治则：健脾益肾，活血化瘀。

方药：以兰州方加减。北沙参 15g，太子参 15g，人参须 15g，潞党参 15g，生地黄 12g，山萸肉 30g，山药 10g，麦冬

15g，五味子 3g，桂枝 10g，白芍 10g，甘草 6g，生姜 6g，大枣 4 枚，浮小麦 30g，马钱子 1 个（油炸），土大黄 10g，水蛭粉 6g（分冲），三棱 10g，莪术 10g，海藻 10g，昆布 10g，水煎服，日服 1 剂。此方服用 1 月后，患者诸症消失，面色红润，饮食睡眠佳，舌质淡红，苔薄白，脉沉细，脾脏缩小。查血常规：红细胞 3.6×10^{12}/L，血红蛋白 85g/L，血小板 60×10^9/L，白细胞 3.7×10^9/L。继以上方随证加减，患者服药 1 年后，血常规示：红细胞 3.98×10^{12}/L，血红蛋白 138g/L，血小板 119×10^9/L，白细胞 6.2×10^9/L，嗜碱性粒细胞 0%；骨穿骨髓象示：CML 治疗后完全缓解骨髓象。嘱以裴氏生血颗粒常服，门诊随访，此例 CML 临床痊愈。

白血病是骨髓造血功能恶性紊乱之疾患，祖国医学对此尚无专门论著。裴正学教授治疗急性白血病仍是遵循中西结合的"十六字方针"。以中医观点看来皆属虚证范畴。中医擅长用扶正固本之法治疗百病，此法对急性白血病之治疗尤为适合。裴正学教授创拟"兰州方"，认为扶持正气是治疗急性白血病之大法。同时配合西医之化疗、支持、抗炎、输血等联合应用，疗效显著。裴正学教授认为，白血病之治疗，是当前中西医联合攻关的重大课题，也是中西两种医学各善其长的系统工程，只有在中医、西医有机的配合下，在临床和科研齐头并进下，不断总结经验，不断提高疗效，从而有所发明，有所创造，最后达到治疗白血病理想疗效之目的。"西医诊断，中医辨证，中药为主，西药为辅"十六字方针作为指导思想，拓宽了急性白血病的治疗思路和方法，增加了白血病患者完全治愈的可能。

　　附：裴正学教授在扶正方剂中用于回升血象的有效药物的临床加减药物

　　（1）白细胞减少：肾阴虚加熟地，枸杞子，桑葚，女贞子；肾阳虚加山萸肉，补骨脂，仙灵脾，巴戟天，蛇床子，益智仁，鹿茸，沙苑子，肉苁蓉，肉桂，鸡血藤；气虚加生黄芪，人参，党参，太子参，白术；阴虚液亏加沙参，西洋参，天冬，麦冬，石斛，玄参，龟板胶。

　　（2）红细胞减少：气阴两虚加人参，党参，太子参，黄芪，山药，黄精，归脾汤，六味地黄汤。

　　（3）血小板减少：血热加生地，赤芍，蒲公英，川连，黄芩，白茅根，紫草，大小蓟，丹皮，旱莲草，地骨皮；出血不止加地榆炭，茜草炭，柏叶炭，阿胶，仙鹤草，三七，藕节，焦栀，乌贼骨，生龙牡；气虚加生黄芪，党参，白术；血亏加当归，熟地，白芍，何首乌，龙眼肉，生红枣。

五、历代医家对白血病的认识和治疗

（一）历代医家有关类似白血病的论述

　　远在殷墟甲骨文上就有"瘤"字的记载。《灵枢·刺节真邪》篇里也有"筋瘤""肠瘤"等记载。认为"骨瘤"的病因病机主要是"……已有所结；气归之，津液留之，邪气中之，凝结日以易甚，连以聚居，为昔瘤"所致。《难经·五十难》中则称此类病为"积聚"，指出"气之所积，名曰积，气之所聚，名曰聚，故积者，五脏所生；聚者，六腑所成也。积者，阴气也，其始发有常处，其痛不离其部，上下有所终始，左右有所穷处；聚者，阳气也，其始发无根本，上下无所留止，其痛无常处，谓之聚"。《诸病源候论·虚劳病诸候》对其病机予以明确阐述，如"积聚者脏腑之病也，……虚劳之人，阴阳伤损，血气涩滞，不能宣通经络，故积聚于内也。"前人将此分为急劳与虚劳两类。如《圣济总录》中说："急劳者，……缘禀受不足，忧思气结，营卫俱虚，心肺壅热，金火相刑，脏气传克，或感外邪，故烦躁体热，颊赤心忪，头痛盗汗，咳嗽咽干，骨节酸疼，久则肌肤销铄，咯涎唾血者，皆其候也。"并认为急劳与热劳相似，可有"心神烦躁，面赤头疼，眼涩唇焦，身体壮热，烦渴不止，口舌生疮，食饮无味，肢节酸疼，多卧少起，或时盗汗，日渐羸瘦。"虚劳的表现，如《金匮要略》中有："五劳虚极羸瘦，腹满不能饮食……经络营卫气伤，内有干血，肌肤甲错，两目黯黑……"《景岳全书》也有："盖积者，积垒之谓，由渐而成者也……诸有形者，或以饮食之滞，或以脓血之留，凡汁沫凝聚，旋成癥块者，皆积之类，其病多在血分，血有形而静也。"

（二）中医对白血病的病机认识

中医认为，病在营血者，主要见营血亏耗所出现的症状，多归为"虚劳""虚损"门中。由于血亏气少，气血运行失畅，痰阻血瘀随之而生，逐渐形成症积。临床上可分急劳与虚劳两类。机体正气不足，易受毒邪侵袭由表入里，正虚邪盛，伤及营阴，累及于肾，骨髓受损，生血不足，发生血虚。阴精受损，内热熏蒸，热伤血脉，迫血妄行，或久病耗伤气血,气不摄血,导致血证,上溢而见鼻血、齿衄、咯血、呕血;下溢而见便血、尿血,妇女则崩漏不止,若溢于肌肤黏膜可见紫癜。由于正虚感受外邪或阴伤血败,营血热炽可见高热持久不退。病程稍久,气血更亏,气滞血瘀,脉络阻塞,结于胁下,形成痞块。在疾病过程中,若毒邪由盛而衰,正气渐复,可得以缓解;毒邪未尽,则经常反复;邪衰正虚,可导致气阴两亏。综上所述,病因病机比较复杂,多以虚为本,以实为标,所以有虚有实,虚非纯虚,实非纯实,为本虚标实,以虚为主。

(三)中医辨证分型及方药

1. 热毒炽盛

证见:壮热烦躁,肌肤出血(齿衄、鼻衄、皮肤瘀斑等),面赤头痛,眼涩唇焦,肢节酸疼,舌质红绛,苔黄燥,脉数。此型发病急,病情重,患者血象及骨髓象中异常原始及幼稚细胞明显增高,常见于急性白血病早期及慢粒急变期。

治则:清热解毒,凉血止血。

方药:犀角地黄汤加味。犀角1g(磨粉冲服),生地15g,赤芍30g,丹皮10g,玄参15g,紫草30g,大青叶30g,板蓝根30g,半枝莲30g。水煎服,一日1剂。

2. 阴虚血热

证见:低热不退,五心烦热,两颊潮红,口渴盗汗,皮肤瘀点,或有鼻衄,舌质红,苔黄或无苔,脉细数。此型多见于急性白血病放、化疗期间或部分缓解期。

治则:养阴清热。

方药：玉女煎或青蒿鳖甲汤化裁。熟地15g，麦冬15g，知母10g，生龟板15g，生鳖甲15g，青蒿15g，地骨皮12g。水煎服，一日1剂。

3. 瘀血痰阻

证见：胁下痞块，按之坚硬，时有胀痛，形体消瘦，面色不华，舌质红，脉细数，或有神疲乏力，舌质淡、形胖有齿印，脉细。此型症状比较明显，自觉腹部胀满不适，常见于慢性白血病患者或急淋白血病者。此外，急性白血病晚期亦可见到。

治则：活血化瘀，化痰软坚。

方药：膈下逐瘀汤加减。当归10g，桃仁10g，红花6g，五灵脂10g，乌药6g，青黛10g，芦荟10g，胆南星10g。水煎服，一日1剂。

4. 气血（阴）两虚

证见：面色㿠白，倦怠乏力，头晕目眩，心悸气短，踝肿，时有鼻衄、齿衄、皮下出血，舌淡，形体胖，苔薄或无苔脉细弱；或伴低热多汗，手足心热，口干喜饮，舌淡、有齿痕，脉沉细。此型常见于急性白血病化疗期间或缓解期的病人，也见于慢性白血病患者。

治则：益气养血（阴）。

方药：八珍汤或人参养荣汤加减。党参15g，白术12g，茯苓12g，甘草6g，生熟地各15g，当归12g，黄芪30g，山药12g，五味子10g，地骨皮12g。水煎服，一日1剂。出血不止者或出血过多加三七粉、阿胶、仙鹤草、荆芥炭等。

5. 肝肾阴虚

证见：低热，头晕目眩，耳鸣，腰膝酸软，乏力，五心烦热，口干，齿衄，盗汗，舌质红，苔剥，脉细数。此型多于急性白血病化疗晚期，或素体虚弱而患本病者。

治则：补益肝肾。

方药：大补元煎加减。党参 15g，山药 15g，熟地 15g，杜仲 10g，枸杞子 15g，山萸肉 10g，炙鳖甲 15g，炙龟板 15g，地骨皮 12g。水煎服，一日 1 剂。此外，若阳虚甚者，可用右归丸。

（四）有关本病辨证论治的中医资料

《急性非淋巴细胞白血病的治疗体会》本组患者共 6 例，其中初治 4 例，复治 2 例，病程 12 天至 5 个月，均予口服青黄散(青黛与雄黄之比为 7∶3 或 7∶2)8 ~ 18g/d。分 3 次，维持量为 2 ~ 3g/d，分 2 次。此外，2 例同时加用杀癌七号方（龙葵、薏苡仁、黄药子、乌梅、甘草、白花蛇舌草、三七），每日 1 剂；4 例按辨证加用益气养阴方药。仅 1 例曾加用化疗。结果：缓解 3 例，缓解所需时间分别为 33、46 和 180 天其中 2 例已存活 4 年以上；未缓解 3 例。部分病例服药后有恶心、腹痛、腹泻等副作用，个别有便血及皮疹，症状明显需暂时停药。若从小剂量开始并于饭后服药，可减轻胃肠道症状。为预防和减轻砷中毒，可在治疗过程中每 2 ~ 3 月用二巯丁二钠 1g，加入 40ml 5% 葡萄糖中缓慢静滴，每日 1 次，连用 3 天。认为青黄散治疗本病的适应症为病情缓和，感染、出血、发热不严重，全身浸润现象较轻，骨髓增生非极度活跃，原始加早幼或幼稚细胞 <55%。

《靛玉红与中药联用治疗慢性粒细胞性白血病 40 例对比观察》

（1）靛玉红和清肝化瘀方、苦胆草片联合用药组 20 例：汤剂用地骨皮 15g，赤芍 15g，丹皮 15g，狗舌草 15g，三棱 15g，莪术 15g，白毛藤 15g，丹参 15g，青蒿 12g，山栀子 12g，益母草 30g，白花蛇舌草 30g，取其 7 倍量并水煎浓缩成 500ml，每次 30ml，每日 3 次，本品系上海中药制药三厂产品，每片含生药 0.26g。靛玉红片：白细胞 >100×10⁹/L 服 50mg/ 次，一日 4 次，并可酌情增至 100～200mg/ 次，每日 3～4 次；白细胞（50～100）×10⁹/L 服 50mg/ 次，每日 3 次；白细胞（10～50）×10⁹/L 服 50mg/ 次，每日 2 次；白细胞（5～10）×10⁹/L 服 50mg/ 次，每日 1 次；白细胞 <5×10⁹/L 后停服，仅继续服前两药。

（2）靛玉红和健脾消食方联合组 20 例：药用陈皮 9g，佛手片 9g，甘草 9g，姜竹茹 9g，焦大曲 12g，藿香 12g，香谷芽 12g，炒麦芽 12g，苏叶 12g，苏梗 12g。用量及煎服法同前组汤剂；靛玉红片服法亦同前组。结果：两组完全缓解者分别为 13 例和 5 例，部分缓解者 5 例和 9 例，未缓解者 2 例和 6 例。第 1 组疗效优于第 2 组。

《急性白血病临床治疗体会与分析》本组为急性非淋巴细胞性白血病患者 146 例，年龄 12～63 岁。

（1）温毒湿热型：常见于本病初期，予抗白解毒汤，药用银花、连翘、蒲公英、桑叶、生地、生石膏、大青叶、车前草、薏苡、黄药子、冬葵子、莪术、白花蛇舌草，病情稳定时改用片剂 2g/d，分 3 次。

（2）阴虚内热型：常见于中期，予石膏地黄汤，药用生石膏、生地、知母、丹皮、银花、板蓝根、地骨皮、银柴胡、山豆根、赤白芍、元参、白花蛇舌草等，必要时加广角粉。

（3）气血两虚型：多见于后期，予人参黄芪汤，药用人参、黄芪、补骨脂、龟板、当归、生熟地、山萸肉、山楂、紫河车、狗肾、猪苓、白花蛇舌草，亦可予片剂 2 片 / 次，3 次 / 日。本病初期有发热、出血者应加用抗生素、止血药等；病情稳定后则施以联合化疗。结果：完全缓解 75 例（51.4%），部分缓解 28 例（19.2%），未缓解 43 例（29.4%）。存活 >5 年者 11 例，最长者已 13.5 年，均已恢复工作。临床观察表明：本病缓解后按期坚持化疗，并长期服人参黄芪汤（片）者，复发率较低，存活率较高。

《慢性粒细胞性白血病的辨证治疗》阴虚内热用青蒿、鳖甲、地骨皮、薏苡、甘中黄、太子参、七叶一枝花、白花蛇舌草等，胁下痞块加牡蛎、鳖甲煎丸。热毒内炽用石膏、生地、知母、麦冬、朱砂根、生马钱子、甘草、天葵子、蛇舌草、七叶一枝花、藤利根、西黄粉等，正虚邪实加西洋参或别直参、生黄芪。热伤营血用广犀角、鲜生地、丹皮、赤芍、生马钱子、生甘草、西洋参、麦冬、五味子、紫草、七叶一枝花、藤利根、朱砂根，西黄醒消丸（吞）。气阴两亏用西洋参或太子参、麦冬、五味子、黄芪、生甘草、牡蛎、薏苡、生地、七叶一枝花、蛇舌草，小金片（吞）。经治 42 例，症状稳定缓解者 35 例，

最长 >5 年，最少 1 年。

《活血化瘀中药加抗癌药治疗急性白血病近期疗效观察》本组 8 例，药用当归、川芎、鸡血藤各 15～30g，赤芍 15～20g，红花 8～10g，三七 6g；气血两虚者加党参、黄芪，熟地各 15～30g，白术 10g，首乌 10～15g，黄精 15g，枸杞子 15g，肝肾阴虚者加枸杞子 15g，女贞子 15g，首乌 10～15g，热毒炽盛加水牛角 20g，生地 20g，丹皮 12～15g，茜草 10g，蚤休 6g，银花 20g，连翘 15～20g，蒲公英 20～30g，板蓝根 15g。每日 1 剂水煎服，缓解后亦坚持服用。化疗第 1 日以长春新碱 1～2mg 静注，间隔 16～20 小时用阿糖胞苷 100～200mg 静滴，每 12 小时 1 次，共 2 次；第 3、5 日以环磷酰胺 100～200mg 静滴各 1 次；第 4 日给阿糖胞苷（同上）；第 5 日用环磷酰胺（同上）。儿童剂量减半。疗程间隔 4～7 日，完全缓解后用原方案巩固治疗。每月 1 次。结果：本组与化疗组 10 例分别完全缓解 4、5 例，部分缓解 3、1 例，未缓解 1、4 例。

《中西医结合治疗慢性粒细胞性白血病存活七年以上 4 例》基本方含党参、黄芪、当归、生地、白花蛇舌草、半枝莲、重楼、黄药子。癥瘕型加红花、蓼实；肝肾阴虚型加生石膏、枸杞子；气血两亏型加黄精。配合清热安宫丸、消白散、靛玉红、六神丸等中成药；西药予马利兰及羟基脲。结果：存活 9.5 年者 1 例，9 年者 2 例，8 年者 1 例。

《中西医结合治疗高白细胞型急性白血病 19 例临床分析》本文将高白细胞型急性白血病辩证分三型：①气阴两虚型用

参芪地黄汤加减：黄芪 30g，党参 30g，白花蛇舌草 30g，半枝莲 30g，小蓟 30g，蒲公英 30g，莪术 15g，天冬 15g，麦冬 15g，生地 20g，黄精 20g，茯苓 12g，甘草 6g，三七粉 3g（冲服），丹参 18g。②气血双亏型，用归脾汤加减：黄芪 30g，党参 30g，小蓟 30g，白花蛇舌草 30g，女贞子 30g，补骨脂 24g，枸杞子 18g，当归 15g，莪术 15g，白术 12g，茯苓 12g，陈皮 12g，阿胶 12g，三七粉 3g（冲服），甘草 6g，丹参 18g。③热毒炽盛型，用犀角地黄汤加减：犀角粉 2g（冲服），生地 30g，白花蛇舌草 30g，小蓟 30g，双花 30g，板蓝根 30g，玄参 18g，连翘 18g，紫草 18g，赤芍 15g，天冬 15g，黄芩 15g，栀子 12g，莪术各 12g，三七粉 3g（冲服）、羚羊粉 1.5g（冲服）。每日 1 剂水煎服。高热加紫雪丹、安宫牛黄丸等。西药用联合化疗，急淋选用 COAP、COMP 方案，急非淋选用 HOAP、COAP、COATP 方案；贫血严重或有出血时给予输血和止血药，有感染时配用抗生素；二周为 1 疗程。治疗 1 个疗程完全缓解 4 例，部分缓解 3 例，未缓解 9 例，自动出院 2 例。生存期 22 ~ 540 天，平均生存 210.1 天。

《鲜汁饮治疗急性白血病 30 例临床分析》鲜汁饮组成：鲜怀生地、鲜小蓟、鲜蒲公英、鲜白茅根、羚羊角粉、玳瑁。前 4 味榨汁与后 2 种粉末剂混匀后装 250ml 瓶中，每日 1 瓶，分 2 ~ 3 次，摇匀服用，服时加温。所观察的急性白血病 30 例中，23 例获完全缓解（76.67%）；部分缓解 3 例（10%）；未缓解 4 例（13.33%），有效率为 86.67%。在获完全缓解的 23 例中，服药时间最长 180 天，服药时间最短 12 天，平均服药时间为 51.87 天。

《鲜中药治疗急性白血病 76 例》76 例均为难治性白血病患者：①经标准方案全量二疗程无效的初治病例；② CR 后经巩固强化治疗在 6 个月内复发，或 6 个月后复发，但经正规治疗无效；③再次或多次复发者。本组病例男性 50 例，女性 26 例，年龄最小者 6 岁，最大者 70 岁，平均年龄 30 岁。病程 6 个月至 2 年，平均 11 个月以大剂量养阴清热鲜中药为主组方：鲜生地 250g，鲜白茅根 250g，鲜麦冬 100g，丹皮 30g。此为成人一日量，儿童及身体极度虚弱者，用药剂量酌减。在此方基础上随证加减：阴血亏虚型佐以滋阴养血，加首乌、当归、熟地、龟板、阿胶；热毒炽盛型佐以清热解毒，加金银花、连翘、板蓝根、大青叶、鲜芦根、鲜竹叶、玄参；热盛动血型佐以凉血散血，加三七、荷叶、鲜小蓟、仙鹤草、侧柏叶、栀子、藕节、赤芍、丹参；邪阻经络型佐以通络止痛，加桑枝、丝瓜络、威灵仙、川牛膝；邪闭清窍型佐以清脑开窍，加紫石英、紫贝齿、石决明、菊花、白薇、黄连，或服用安宫牛黄丸。本组 76 例中获完全缓解 37 例（48.7%），部分缓解 14 例（18.4%），未缓解 25 例（32.9%），总缓解率为 67.1%。获完全缓解的 37 例中服药时间最短为 30 天，最长为 180 天，平均 60.7 天。完全缓解的患者有的已经存活 9 年以上。

《白血康为主治疗难治及复发性急性早幼粒细胞白血病 7 例》病例均为女性，年龄 17～38 岁，平均 24.7 岁；5 例复发者为全反式维甲酸并化疗治疗达 CR 后 1～30 个月（平均

17.8 个月）内复发，2 例难治者为全反式维甲酸治疗满 2 个月无效者诱导缓解治疗：白血康（由雄黄、青黛、太子参、丹参等组成，安徽天康制药厂生产），5 ~ 10 片 / 次，每日 3 次，连续服药直至 CR；若治疗满 60 天，而血象、骨髓象未提示 CR 者，则认为无效而改用其他方法继续诱导缓解治疗。并配合益气养阴活血中药：生黄芪 20g，女贞子 20g，天门冬 15g，葛根 15g，川芎 15g，补骨脂 15g，白术 10g，薏苡仁 20g，甘草 10g。每日 1 剂，水煎服，直至 CR。缓解后治疗：白血康与联合化疗交替序贯治疗，单月服用白血康治疗，每日 15 片口服；双月予以联合化疗施治，如 HA、DA、MD-AraC、EA 等方案交替序贯治疗；同时长期配合益气养阴活血中药施治。连续治疗 3 年继续 CR 者，可停止治疗。7 例患者均获 CR，所需时间为 18 ~ 43 天，平均 30.16 天；无 1 例并发中枢神经系统白血病。

《养阴清热法治疗难治性白血病 17 例》以养阴清热为法，予地黄合剂治疗。基本方：鲜生地黄 100 ~ 250g，鲜白茅根 100 ~ 250g，白芍 30 ~ 60g，牡丹皮 15 ~ 30g。随证加减：气阴两虚型佐以益气养阴，加党参、生黄芪、当归；毒热炽盛型佐以清热解毒，加金银花、板蓝根、生石膏、玄参、赤芍、三七、水牛角；瘀血痰结佐以浙贝母、三棱、莪术、生牡蛎、柴胡。半个月为 1 个疗程。结果 17 例中获完全缓解 5 例（29.4%），部分缓解 5 例（29.4%），未缓解 7 例（41.2%），总缓解率 58.8%；10 例有效病例服药最长达 5 个月，最短为 1.5 个月，平均为 2.5 个月。

《地黄杜仲汤治疗慢性粒细胞性白血病 80 例》地黄杜仲汤药物组成：生地 18g，熟地 18g，杜仲 20g，枸杞子 15g，五味子 8g，怀山药 25g，西洋参 15g，茯苓 15g，公英 18g，地丁 15g，半枝莲 15g，白花蛇舌草 30g，青黛 10g，当归 10g，女贞子 15g，甘草 6g。上药可制成胶囊、丸剂口服，也可作汤剂煎服。每日 1 剂，一个月为一个疗程。治疗时间最短为三个疗程，最长为十个疗程。在这 80 例病人中，完全缓解 40 例，部分缓解 29 例，无效 7 例。总有效率 91.25%。

第七章 原发性血小板增多症

原发性血小板增多症（ET）是骨髓增殖性疾病（MPD）的一种；其主要特点是外周血血小板计数明显增高，骨髓中巨核细胞增殖旺盛。发病率较低，欧美对 ET 进行的流行病学调查结果显示，ET 发病率为 0.59/10 万 ~ 2.53/10 万，而近年来所统计的发病率有所增加，这可能是由于血细胞自动计数仪普遍应用，使得无症状的 ET 患者容易被发现有关，但亦不排除实际发病数有所增多。

一、病因和发病机制

1. 病因

原发性血小板增多症的具体病因不明，可能与以下因素有关：

（1）基因突变

JAK2 酪氨酸激酶突变（JAK2V617F）。2005 年，在相对比例的患者中均检测出 JAK2V617F 的激活突变，该突变在造血干细胞阶段获得，通过过度激活下游信号传导通路，导致细胞异常增生。

促血小板生成受体（MPL）功能获得性突变。部分 JAK2V617F 阴性的患者存在 MPL 突变。如：MPLW515L/K。

钙网蛋白基因突变（CALR）。部分 JAK2V617F/MPL 均阴性的患者，存在 CRAL 基因突变或缺失。

部分检测不到上述基因突变的任何一种，但满足 ET 的诊断标准，此类患者称为三阴性血小板增多症患者，目前研究表明，其他的基因突变对疾病的发生发展也有一定作用。

对于儿童疾病谱，其基因突变与成人存在很大差异，三阴患者比例较成人患者高很多，表明上述突变可能不是儿童患者发病的使动因素。

（2）骨髓造血干细胞克隆性增殖。许多研究表面，诸多血小板增多患者的 T 淋巴细胞呈异常克隆性增生。

（3）细胞因子。IL-3、IL-6、IL-11 等细胞因子，能够显著刺激患者的巨核细胞母细胞增生。

（4）TPO 及其受体水平。TPO 及其受体水平的异常可引起 ET 的发生。

2.病机

在 MPD 发病的分子机制研究中，人们最早确定 9 号与 21 号染色体易位产生的 BCR-ABL 融合基因是慢性髓细胞白血病（CML）发病的关键原因，以后又发现了嗜酸性粒细胞增多症的 FPIL1-PDGFRA 融合基因。其他类型（包括 ET）患者的造血细胞对多种造血生长因子（如 EPO、G-CSF、GM-CSF 与 TPO 等）高度敏感，这些因子在细胞表面的受体均缺乏胞浆段的酪氨酸激酶结构域，其信号传导依赖于 JAK/STAT

系统。2005 年 Baxter 等首先报道了 MPD 患者 *JAK2* 基因第 12 号外显子 1849 位核苷酸 G → A 突变，导致 *JAK2* 蛋白激酶样结构域 617 位缬氨酸变为苯丙氨酸（*JAK2Val617Phe*，*JAK2 V617F*）。*JAK2V617F* 在真性红细胞增多症（PV）的阳性率高达 97%，ET 为 57%，原发性骨髓纤维化（IMF）为 50%。这个结果很快被大量研究证实，成为当今血液学研究的一项重大突破。在 *JAK2* 的结构中，JH1 为激酶结构域；而 *Val617* 位于与 JH1 相邻的 JH2，后者为假激酶结构域，与 JH1 结合并抑制其激活。*V617F* 突变使 JH2 失去了对 JH1 激酶活性的抑制作用，导致了 *JAK2* 的持续活化。James 等分别将野生型与 *V617F* 突变型 *JAK2* 转入缺乏 *JAK2* 的 γ2A 细胞株，结果野生型 *JAK2* 能激活 STAT 介导的转录过程，而 *V617F* 突变型无此作用。他们又进一步将传染有野生型 *JAK2*、*V617F* 突变型或空载体的骨髓细胞分别移植至小鼠，只有移植了 *V617F* 突变型骨髓的小鼠才能引起血细胞异常增多。这些体内与体外试验结果均表明，*JAK2V617F* 突变可以导致 MPD 的发生。这种突变是后天性发生于造血细胞，不存在于生殖细胞。

有近半数的 ET 患者白细胞中检测不到 *JAK2V617F* 突变；即使改用血小板 mRNA 测定，其结果仍为阴性。少数 ET 患者的发病与血小板生成素（TPO）受体 *MPL* 的突变有关。在正常情况下，*MPL* 在无 TPO 刺激时处于静息状态，当 *MPL* 分子第 515 位色氨酸突变为亮氨酸、赖氨酸或丙氨酸后，*MPL* 可以不依赖于 TPO 自行活化，导致血小板增多。Beer 等最近报道，8.5% 的 *JAK2V617F* 阴性 ET 患者有 *MPL*515 位色氨酸突变。此外，其他染色体－基因异常，如染色体易位 t（X；5）（q13；q33），也可以引起 ET。MPD 属获得性造血细胞克隆性疾病，是一种有不同血液学表现的综合征，可以主要表现为一种、二种或多种骨髓细胞的过度增殖，在疾病的进展过程中各型之间可能发生转换。ET 可以转变成 PV，有 25% 的患者最后发展为 IMF。另一方面，MPD 外周血与骨髓粒细胞的 *JAK2V617F* 突变呈"混合型"，既有正常粒细胞，又有杂合子与纯合子。Villeval 等发现，ET 的 *JAK2V617F* 突变几乎都是杂合子，而 28%PV 与 14%IMF 患者为纯合子。因此认为，ET 与 PV 或 IMF 只是同一疾病的不同发展过程，ET 往往代表了早期阶段。ET 与 PV 的临床表现不同，实际上反映了突变粒细胞的比例不同：ET 最低，PV 与 IMF 居中，由 PV 转变的 IMF 最高。

二、临床表现

原发性血小板增多症发病较隐匿，进展缓慢，患者早期可能无任何临床症状，仅在做血细胞计数时偶然发现，主要症状为出血、血栓形成及脾脏肿大。

（1）非特异症状：20% ~ 30% 患者出现体重下降、低热、盗汗和皮肤瘙痒。此外，头痛、头晕、乏力症状常见，一般 40 岁以上多见。

（2）血栓：血栓可发生在任何部位，以脾静脉、门静脉或下肢血管血栓多见。它的发生与血小板增多的程度不一定呈比例，而与患者年龄（＞60 岁）以及是否合并其他血栓因素有关。患者可表现为腹痛、手麻木、发绀、肿胀等。

（2）出血：出血为自发性，反复发作，间歇期较长，以皮肤紫癜及消化道出血为主，出血多发生于血小板数超过$1500 \times 10^9/L$时。ET引起出血的机制尚不清楚，目前认为主要与血管性血友病因子（vWF）相对缺乏或大分子vWF多聚体减少有关。

（2）肝、脾肿大：50%～80%患者可出现中度的脾肿大，巨大脾少见。约半数患者有轻度肝肿大，无淋巴结肿大。

三、实验室检查

1. 外周血象

持续性外周血血小板增多，平均为$1000 \times 10^9/L$（$533 \times 10^9/L$～$3740 \times 10^9/L$），同时可见白细胞增多，常在（10～30）$\times 10^9/L$，部分有嗜酸或嗜碱性粒细胞增高，可有中、晚幼稚粒细胞。中性粒细胞碱性磷酸酶升高。但缺乏特异性，各种原因的反应性血小板增多、其他MPD、骨髓增殖异常综合征（MDS）伴血小板增多等也可出现血小板增多。

2. 骨髓活检

骨髓象以巨核细胞增多、血小板聚集成堆为特点。Thiele等的荟萃分析结果表明："真的"（true）ET骨髓中无网状纤维，也不发展为IMF；而"假的"（false）ET骨髓有不同程度的网状纤维化，实际上是表现为血小板增多的前期IMF，这部分患者多数将发展为IMF。这说明骨髓活检在ET的鉴别诊断上具有重要的意义。

3. 血小板及凝血功能试验

多数患者血小板黏附率降低，ADP 诱发的血小板功能异常，血小板因子 III 有效性降低，凝血检查一般正常，少数患者出现高凝状态。

4. 染色体检查

一般正常，仅 5% 有各种异常。巨核细胞集落培养难以标准化，且重复性差。

5. *JAK2V617F* 基因检测

JAK2V617F 突变对确定诊断具有意义，并与临床表现相关。Heller 等发现，在老年者突变的发生率较高，并往往有较明显的红细胞增多，而血小板增多的程度相对较轻。无 *JAK2 V617F* 突变的年轻人发生血栓的危险明显超过老年患者。最近 Carrobio 等报道，白细胞数增高者易发生血栓，可能是由于白细胞活化导致了血小板活化。

6. 生化检查

血尿酸、乳酸脱氢酶、血清酸性磷酸酶、中性粒细胞碱性磷酸酶活性均升高。

7. 腹 B 超

肝脾不同程度肿大有一定提示作用。

8. 其他

此外，CRP、铁代谢指标、风湿免疫指标、肿瘤指标均可辅助诊断。

四、诊断及鉴别诊断

1. 诊断标准

WHO 提出的 ET 诊断标准比较明确，实用性强，对临床 ET 诊断具有指导意义，

JAK2V617F 突变对确定诊断具有意义，并与临床表现相关。有 *JAK2V617F* 突变的 ET 患者的表现与真性红细胞增多症（PV）很相像，血红蛋白浓度与白细胞计数较高，骨髓增生更活跃，易合并静脉血栓形成，易转变成真性红细胞增多症（PV），对羟基脲较为敏感；而无 *JAK2V617F* 突变的 ET 患者往往仅有血小板增多，脾肿大明显，可能有细胞遗传学异常，巨核细胞增生异常，易转变成白血病或骨髓纤维化。*JAK2V617F* 突变阴性的 ET 并不是"前期"状态，而是在分子机理上与 *JAK2V617F* 突变阳性的 ET 有别。对 *JAK2* 突变阴性的 ET 诊断要特别注意排除其他引起血小板增多的原因，如发现骨髓细胞遗传学异常可有助于诊断。

（1）ET 诊断标准：建议采用 WHO（2016）诊断标准，符合 4 条主要标准或前 3 条主要标准和次要标准即可诊断 ET。

主要标准：①血小板计数（PLT）$\geq 450 \times 10^9/L$；②骨髓活检示巨核细胞高度增生，胞体大、核过分叶的成熟巨核细胞数量增多，粒系、红系无显著增生或左移，且网状纤维极少轻度（1 级）增多；③不能满足 *BCR–ABL+* 慢性髓性白血病、真性红细胞增多症（PV）、原发性骨髓纤维化（PMF）、骨髓增生异常综合征和其他髓系肿瘤的 WHO 诊断标准；④有

JAK2、*CALR* 或 *MPL* 基因突变。

次要标准：有克隆性标志或无反应性血小板增多的证据。

（2）ET 后骨髓纤维化（post-ET MF）诊断标准：采用骨髓纤维化研究和治疗国际工作组 (IWG –MRT) 标准：主要标准（2 条均需符合）：①此前按 WHO 诊断标准确诊为 ET；②骨髓活检示纤维组织分级为 2/3 级（按 0~3 级标准）或 3/4 级（按 0~4 级标准）。次要标准（至少需符合 2 条）：①贫血或血红蛋白含量较基线水平下降 20 g/L；②外周血出现幼粒幼红细胞；③进行性脾脏肿大（超过左肋缘下 5 cm 或新出现可触及的脾脏肿大）；④以下 3 项体质性症状中至少出现 1 项：过去 6 个月内体重下降 >10%，盗汗，不能解释的发热（>37.5C）。

2. 鉴别诊断

（1）反应性血小板增多症：感染，炎症，缺铁性贫血，癌症，组织损伤（如外伤、心梗、溶血），失血，Asplenic states，Osteoporosis，Nephrotic syndrome 等可引起反应性血小板增多，此时 CRP、ERS 均会不同程度升高，故诊断前应先排除反应性血小板增多。

（2）其他骨髓增殖性疾病：慢粒细胞性白血病、慢性髓系白血病、慢性骨髓纤维化、真性红细胞增多症、骨髓增生异常综合征等均会出现不同程度血小板升高，应予以鉴别。

五、治疗

ET 患者可长期生存，其死因主要为血栓或出血并发症与转化为白血病，治疗的目的应是减少并发症与防止转化为白血病。

1. 抗血小板治疗

阿司匹林对预防血栓性疾病具有肯定的效果，对 ET 血栓防治可能有效,但报道不一。大剂量阿司匹林的胃肠反应较多，易引起消化道出血；而小剂量阿司匹林（50 ～ 100mg/d）无明显副作用。目前国际上对血小板数 $>1000 \times 10^9/L$，无出血倾向的 ET 患者均主张采用小剂量阿司匹林防治血栓并发症。ADP 受体拮抗剂（抵克立得与波立维）在 ET 患者的效果不优于阿司匹林，只用于不适用阿司匹林的患者。

2. 干扰素治疗

干扰素 α 有较满意的效果，缓解率达80%，并可安全用于孕妇，但相当一部分患者因反应较大而被迫停药。如用 PEG–干扰素 2b 治疗 ET，多数在用药 2 月后缓解，第 4 月时全部缓解。多数患者在用干扰素治疗后，*JAK2V617F* 突变细胞的比例下降。

3. 羟基脲治疗

羟基脲有明显的降低血小板的效果，急性毒性反应小，是有合并症危险的 ET 的首选药物。有关羟基脲是否增加白血病危险的问题意见尚不一致。有人认为单用羟基脲不增加白血病可能;也有人报道，单用羟基脲时急性髓系白血病（AML）与 MDS 的发生率为12%,不用羟基脲时 AML 的发生率为4%。因此，临床上仍应谨慎用药。

4. 阿拉格雷（Anagrelide）治疗

Anagrelide 为咪唑 – 喹唑衍化物，是治疗 ET 的新药。该药有抑制巨核细胞成熟的作用，使骨髓巨核细胞"左移"，减少血小板的生成。有人报道，Anagrelide 不加剧 ET 的骨髓纤维化过程。副作用主要有心悸、头痛、水肿与心功能不全。Anagrelide 的有效率为 73%，在用药第一周血小板计数就开始降低，在 2～4 周达最大作用。该药在美国已被 FDA 批准为 ET 的首选药物，但因可能有增加血栓和（或）出血危险，在欧洲只限用于顽固或对一线药物不能耐受的 ET 患者。

5. Pipobroman 治疗

Pipobroman 为哌嗪衍化物，是治疗 ET 的另一种新药。该药的结构类似于烷化剂，为嘧啶的竞争性抑制剂。一般认为，Pipobroman 诱发急性白血病和 MDS 的危险性与羟基脲基本相同。但在最近 1 项前瞻性研究中，Pipobroman 与羟基脲在 12 年中急性白血病与 MDS 发生率高达 40%，应引起重视。药物治疗的临床对照研究，对有血栓高危因素（年龄 > 60 岁，血小板数 > 1000×10^9/L 或先前有血栓史）的患者，羟基脲可明显减低血栓并发症的发生。Harrison 等将 809 例有血栓高危倾向的患者随机分为 2 组，分别给予羟基脲 + 阿司匹林与 Anagrelide+ 阿司匹林，平均随访 39 月。Anagrelide+ 阿司匹林组发生动脉血栓、严重出血与转变成骨髓纤维化的比例均高于羟基脲 + 阿司匹林组，但静脉血栓发生较少。由于 ET 动脉血栓的发生率比静脉血栓高 3 倍，且危害更大。在有血栓高危因素的 ET 患者用羟基脲 + 阿司匹林比 Anagrelide+ 阿司匹林效果更好。

6. ET 治疗指南

随着对 ET 治疗的进展和大规模临床试验的总结，意大利血液学会等 3 个组织提出了 ET 治疗的指南，主要内容如下：

（1）40 岁以下患者的一线治疗为干扰素或 Anagrelide；只有在患者不耐受，或需大剂量致毒性过强时，才改用羟基脲。

（2）对 40 ~ 60 岁并有血栓史患者，一线治疗为羟基脲；如无血栓史，仍以干扰素或 Anagrelide 为一线治疗药物。

（3）对 60 ~ 70 岁患者，一线治疗为羟基脲；如副作用大或因大剂量致毒性过强时，以马利兰或 Pipobroman 为二线药物。对 70 岁以上者，羟基脲、马利兰或 Pipobroman 均可做为一线药物。

（4）患者有微循环症状（神经症状、手足疼痛或麻木、紫绀）或近期有过动脉血栓疾病（缺血性脑卒中、一过性脑缺血、急性心肌梗死或不稳定型心绞痛），或有冠心病的临床与实验室证据，应给予抗血小板药物。阿司匹林为首选，抵克立得只适于对阿司匹林不能耐受或禁忌的患者。如血小板数 $>1500 \times 10^9$/L，除用抗血小板药物外，应立即用药尽快降血小板数。

（5）特异性 *JAK2V617F* 靶向治疗的前景

在 MPD 中，CML 的 *BCR-ABL* 融合基因形成酪氨酸激酶，特异性靶向治疗药物伊马替尼为 CML 治疗带来了革命性变化。*JAK2* 基因 *V617F* 突变也影响酪氨酸激酶的活性，新的靶向药物的研制正在进行中，其中 ICNB018424 特异性抑制 *JAK2* 与 *JAK1*，但不抑制 *JAK3* 与 *TYK2*。该药已进入治疗 IMF 或 PV/ET 所致 MF 的 I / II 期临床试验，患者的脾脏缩小，临床症状好转，突变基因的数量减少。有理由相信，特异性 *JAK2*

V617F 突变抑制剂将成为新的 MPD（包括 ET）治疗方向。

六、裴正学教授诊疗原发性血小板增多症的经验

原发性血小板增多症的发病率近年来逐渐升高，属慢性骨髓增殖性肿瘤，发病原因不明，以巨核细胞克隆性增殖为主。其特点是发病隐匿，进程缓慢，早期无临床表现，多好发于老年人，亦见于年轻人。现代医学治疗 ET 尚无根治手段，降低血小板数目仍然依靠羟基脲、阿那格雷、干扰素等药物为主。本病因需长期服药，停药后易复发，药物的副作用大，医疗费用高等原因，不易被患者接受，因此具有一定局限性。

原发性血小板增多症之名未见于历代中医名著，根据其临床表现属祖国医学"血瘀证""积聚""血症"等范畴。根据病因病机学来分析，多数是先天不足、后天失养为主要病因，外感六淫、内伤七情、饮食不节、劳倦失度为诱因，《黄帝内经》云："邪之所凑，其气必虚"；又"脾为气血生化之源，后天之本；肾主骨，生髓，为先天之本。肾精不足，脾失健运，精微不化，气血不生，脏腑失养，阴阳失衡。"故裴正学教授认为 ET 的发病关键亦是人体正气虚损，运化失司。《黄帝内经》"气为血之帅，血为气之母""气行则血行""气虚则血瘀""气血同源"等，故气虚则推动无力，血瘀内停，气虚血失统摄，溢于脉外则出血。故治疗上应以"扶正固本"为主，适时攻邪，配以活血化瘀、清热解毒、化痰祛湿、益气养血、凉血止血等药物，攻补兼施，各尽其妙。

裴正学教授认为，中医中药的治疗目的在于配合西医药物治疗，以降低血小板数目、改善血小板功能，积极预防并发症的产生；减轻西医药物带来的毒副反应，协同增效，在一定程度上提高患者生存质量和延长生存期。中西医结合模式对于本病的治疗具有独特的优越性，也是最佳选择。裴正学教授提出的"西医诊断，中医辨证，中药为主，西药为辅"十六字方针，是中西医结合诊疗模式之精髓，亦是其治疗 ET 之思路，利用西医骨髓象、血象等检查结果明确诊断，中药扶正固本以提高机体反应性，配合西医化疗减轻病原的致病性。二者结合，相得益彰。

（一）辨证治疗

裴正学教授提出本病与五脏密切相关，病变部位应在骨髓，继而累及血分，或因虚或因实致病。病机应以正气亏虚为其本，以瘀毒互结为其标。正虚与各种实邪相争，邪胜正却，导致 ET 的发生发展。"正虚"贯穿 ET 始末，治疗上应以"扶正固本"为主，适时攻邪为辅，故其常用兰州方、兰州方马土水、兰核三黑方为基础加减进退扶正固本；以紫龙夏马汤、金车丹芪汤、八石红喜、马土水等为攻邪方加减，临床收效显著。兰州方是裴正学教授拟定的扶正固本代表方剂之一，因治愈 1 例 M_5 患者在 1974 年苏州举行的血液病会议上被命名。兰州方由人参须 15g，太子参 15g，北沙参 15g，党参 15g，生地 12g，山萸肉 30g，桂枝 10g，白芍 10g，甘草 6g，生姜 6g，大枣 4 枚，炙甘草 10g，浮小麦 30g 组成。其中大补中气之四参，为扶正固本之主药；益气散阴用生脉散；补肾生髓用生地、山药、山萸肉，为六味地黄汤之"三补"；调和营卫、以安脏腑用桂枝汤；养心安神用甘麦大枣汤。

（二）用药分析

兰州方之妙就在于能补肾健脾，扶正固本。裴正学教授每以此方为基础，在临证中加减进退，即为此意。裴正学教授由"血属阴，阴主静，静而有守，方能和调于五脏，洒陈于六腑，约束于血脉中"领悟出血小板之极度增生活跃，血液运行不畅、瘀滞不通，乃"静""守"失常，致使脏腑气血功能失调，故 ET 的主要病理因素就是血瘀。正如《素问·阴阳应象大论》云："血实者宜决之。"《血证论》曰："凡瘀血，急以祛瘀为要"，"此血在身，不能加于好血，而反阻新血之化生，故凡血证总以祛瘀为要。"瘀血内积于骨髓，日久则蕴而成毒。毒邪损伤人体脏腑经络，正气耗损，形成正虚邪胜的病理状态，使病情逐步恶化，更加缠绵难愈。裴正学教授运用活血化瘀、清热解毒之法配合扶正固本治疗 ET，是其又一特色。临证中常选用丹参、当归、马钱子（油炸）、土鳖虫、水蛭、八月札、石见穿、红豆杉、喜树果等活血化瘀、清热解毒之品。此外，裴正学教授在汤剂治疗上述病的基础上，加用自己研制的中成药青蔻 2 号，一次 1 片，每日两次，升血颗粒，1 次半包，每日两次。青蔻 2 号者，青黛、蟾酥、砒霜之复合制剂。（此胶囊原系专门为治疗血液病而设也），临床疗效显著。

若存在缠绵难愈者，可合用黑芝麻、黑枸杞、黑桑椹等补肾之药；若同时存在肝脾肿大，可加入三棱、莪术、海藻、昆布等软坚散结类药物；因若患者有上感，应先治疗上感，以麻黄桂枝合剂加减；若患者并有发热，可合用白虎汤、裴氏五味消毒饮等；若合并胃肠不适，胃肠是植物神经敏感的部位，故应先顾护脾胃，合以香砂六君、半夏泻心、大三香干汤等，临床辨证加减，每获良效。

据现代研究证实，活血化瘀法具有改善血液流变学，调节循环功能、免疫功能及机体反应性，抑制组织异常增生等作用。从 ET 的发病机制来讲，抗凋亡蛋白 *Bcl — X1* 表达异常、血小板生成素（TPO）异常及 *JAK2* 基因突变均可导致骨髓巨核细胞异常增殖。裴正学教授通过多年临床实践认为：裴氏扶正固本之代表方剂"兰州方"的作用靶点即在于多能干细胞，其对多能干细胞的调控是双向的，故而可纠正骨髓增殖之偏胜偏衰，达到造血细胞正常生长、增殖、分化和成熟之目的。与中医"正气存内，邪不可干"之理不谋而合。目前治疗 ET 的首选药物是羟基脲，该药通过选择性杀伤 S 期细胞，从而阻碍脱氧核糖核酸的合成以抑制血小板合成，达到抑制骨髓增生的作用。此与中医祛邪理念"邪去则正自安"有异曲同工之妙。

运用中西医结合方法治疗 ET 是目前较为理想之选。大量临床研究亦表明，通过中西医结合治疗 ET，从疗效、安全性和稳定性方面来看均优于单纯运用西医药物治疗。裴正学教授治疗 ET，以"西医诊断，中医辨证，中药为主，西药为辅"十六字方针为指导思想，通过辨证论治，将宏观与微观、整体与局部、病原的致病性与机体的反应性相结合，以西医之框架，建中医之高楼，在治疗 ET 方面临床疗效显著。其学术思想值得深入继承和广泛发扬。

（三）案例分析

例 1：汪某，男，49 岁，某医院确诊特发性血小板增多症 2 年，现血小板 1125×10^9/L，前用羟基脲 1g，每日 3 次，口服，血小板仅下降至 700×10^9/L 后再无明显变化。患者自觉头晕、乏力、气短，面色㿠白，舌质暗胖大，边有紫纹，脉细。

中医辨证：脾虚兼瘀证，治宜健脾补虚，活血化瘀。

方药：人参须 15g，太子参 15g，北沙参 15g，党参 15g，生地 12g，山萸肉 30g，桂枝 10g，白芍 10g，甘草 6g，生姜 6g，大枣 4 枚，炙甘草 10g，浮小麦 30g，马钱子 1 个（油炸）土鳖虫 10g，水蛭 10g（冲服），虻虫 3g，八月扎 10g，石见穿 10g，红豆杉 10g，喜树果 10g。水煎服，一日 1 剂。服上药 10 剂后血小板减至 175×10^9/L，并在一周前停服羟基脲。

按：此例之主力药为兰州方马土水、八石红喜，此方为裴正学教授治疗增生性血液病之专方，对红细胞之增生临床亦有良效，对慢粒亦多有效。此例之降血小板效果显著，考虑与虻虫之加入有关，此药之作用与水蛭同，但破瘀之性似更显著。水蛭常冲服，此物古人未言冲服，可见冲服破瘀之力更强矣。

例 2：高某，男，42 岁，血小板 880×10^9/L，脾大 76mm，曾服用羟基脲、注射低分子肝素、抗血小板凝聚药物阿司匹林、环孢素、氯吡格雷等，血小板仍然居高不下，先患者自觉乏力、气短、食欲差、睡眠差，舌淡苔白，脉沉。

中医辨证：气血亏虚证。治宜益气补血。

方药：兰核三黑方加八石红喜。人参须15g，太子参15g，北沙参15g，潞党参15g，生地12g，山萸肉30g，黑芝麻15g，黑枸杞15g，黑桑椹15g，马钱子1个（油炸），土鳖虫6g，水蛭10g（冲服），八月札10g，红豆杉10g，喜树果10g，石见穿10g，三棱10g，莪术10g，羌螂10g。水煎服，一日1剂。配合青蔻二号1片，每日两次，口服。治疗1月后血小板降至正常，但脾脏由原来的76mm缩小至46mm。

例3：刘某，男，40岁，北京某医院确原发性血小板增多症，血小板700×10^9/L，自觉疲乏、潮热、盗汗、烦躁、寐差，舌质红苔薄，脉细。

中医辨证：肾阴虚证。

方药：六味地黄汤＋兰州方马土水＋八石红喜。生地12g，山萸肉30g，山药10g，丹皮6g，茯苓12g，黄芪30g，泽泻10g，太子参15g，人参须15g，潞党参15g，北沙参15g，马钱子1个（炸），土鳖虫10g，当归10g，水蛭10g（分冲），八月札10g，石见穿10g，红豆杉10g，白芍30g，喜树果10g，水煎服，三日两剂。期间同时服用青蔻2号1粒，一日两次，生血颗粒半包一日两次。服10剂，15日后患者血小板降至300×10^9/L，诸证悉减。

七、历代医家对原发性血小板增多症的认识及治疗

原发性血小板增多症之名未见于历代中医名著，根据其临床表现属祖国医学"血瘀证""积聚""血症"等范畴。

现代众医家对本病认识亦因人而异。罗秀素教授认为阴虚血瘀是其主要病因病机之一，并将阴虚分为真阴亏虚和津液亏虚两类。真阴亏虚和津液亏虚，两者既有区别，又有联系。从病因来看，前者常是内伤真阴，后者则多是外感燥邪；从其临床表现来看，真阴亏虚主要表现为口咽干燥、五心烦热、潮热盗汗、两颧潮红、舌红少苔、脉细数等阴虚阳浮症状，津液亏虚则以口渴、尿少、便干，口、鼻、唇、舌、皮肤干燥等阴液耗损为主要表现；从其病程长短和预后来说，则前者病程长，预后欠佳，后者病程短，预后好。其次，真阴是源泉，津液是溪流，津液源自真阴，而真阴受津液长养，初则常伤津液，久必伤及真阴，再逆耗津液而不生。因此，在临床中，也必须要处理好两者的关系，将两者有机地统一起来，不可分离。江劲波教授认为瘀血为 ET 的主要病理因素，根据《素问·阴阳应象大论》"血实宜决之"的治则，临床治疗本病多以活血化瘀为法则。自拟化瘀解毒汤，活血化瘀、清热解毒、软坚散结，临床加减治疗 ET，获得良好疗效。方中川芎、丹参、三七、水蛭、路路通活血化瘀通络；乳香、莪术、山慈菇消痈散结消癥；青黛、漏芦、土茯苓、猫爪草解毒消痈；辛夷辛散温通；本方中大部分为活血化瘀消散之品，久

服易伤正，故以大剂量黄芪益气扶正，消补共施，黄芪又可补气健脾，托毒生肌，标本兼治；甘草调和诸药。全方共奏活血化瘀，清热解毒，软坚散结之功。传统活血化瘀类中药在改善血液流变及血液循环、抗血栓形成及抗肿瘤方面有重要作用，根据药理研究成果，在运用传统活血化瘀类中药的同时也灵活运用解毒消痈类中药，如传统类活血化瘀类中药川芎含有阿魏酸和川芎嗪，其中阿魏酸具有改善血液循环抗凝血，并能抑制血小板聚集，有明显的抗血栓作用。三七素能够提高血浆中纤维蛋白量，抑制纤维蛋白溶解，并有研究表明三七中皂苷成分可以保护心肌，改善脑循环，提高免疫力，诱导肿瘤细胞凋亡。丹参中丹参酚酸 A 可使血小板中环磷酸腺苷含量升高，从而抑制血小板聚集，防止血小板活化，阻止血栓形成，扩张微血管，改善微循环。青黛并非传统活血化瘀药，青黛含有靛玉红，有抑制肿瘤及白血病细胞的作用，并能调节免疫。水蛭不同提取物功效不一，水蛭肽具有抗凝作用，水蛭醇提取物具有抗血栓形成及直接溶解血栓的作用，水蛭素可发挥抗肝纤维化的作用并有一定抗肿瘤作用。猫爪草所含的多糖、皂苷能够起到免疫调节作用，猫爪草 70.0% 乙醇浸膏对肿瘤细胞有一定抑制作用且无明显毒副作用。标本兼治，诸药合用，共起抗血小板聚集、抗血栓、调节免疫、抗癌、改善循环等作用。周永明认为，原发性血小板增多症的基本病机为肝木积热、瘀毒内停，治疗当以泻肝清热、散瘀解毒为法。同时，根据患者的血象不同，兼用活血或破血之法；根据患者体质不同，随证施治。

第八章 过敏性紫癜

过敏性紫癜又称出血性毛细血管中毒症，是微血管变态反应性出血性疾病。临床上主要表现皮肤紫癜和黏膜出血。常伴有腹痛、便血、关节肿痛或肾脏病变等，可同时伴发血管神经性水肿、荨麻疹等其他过敏表现。血小板计数和凝血功能检查结果均属正常。

本病多见于青少年，男性发病率多于女性，春、秋季节发病较多。

一、病因和发病机制

（一）病因

致病因素甚多，与本病发生密切相关的主要因素如下。

1. 感染

（1）细菌主要为 β - 溶血性链球菌，以呼吸道感染最为常见。

（2）病毒多见于发疹性病毒感染，如麻疹、水痘、风疹等。

（3）其他寄生虫感染，以蛔虫感染多见。

2. 食物

主要是动物异体蛋白引起机体过敏所致,如鱼、虾、蟹、蛋、鸡肉、牛奶等。

3. 药物

(1)抗生素类:如青霉素及头孢类抗生素等。

(2)解热镇痛药:如水杨酸类、保泰松、吲哚美辛及奎宁类等。

(3)其他药物:如磺胺类、阿托品、异烟肼及噻嗪类利尿药等。

(4)其他:如花粉、尘埃、疫苗接种、虫咬及寒冷刺激等。

(二)发病机制

发病机制不明,与免疫异常有关,各种刺激因子如感染源、过敏原等激活具有遗传易感性病人的 T 细胞,使其功能紊乱,致 B 细胞多克隆活化,分泌大量 IgA、IgE 和 TNF-α、IL-6 等炎症因子,形成 IgA 免疫复合物,引发异常免疫应答,导致系统性血管炎,造成组织和脏器损伤。

病理改变主要为全身性小血管炎。皮肤小血管周围中性粒细胞、嗜酸性粒细胞浸润,间质水肿,血管壁纤维素样坏死;肠道黏膜可因微血管血栓出血坏死;肾小球毛细血管内皮增生,局部纤维化和血栓形成,免疫荧光检查可见 IgA 为主的免疫复合物沉积。

二、临床表现

(1)单纯过敏性紫癜(紫癜型)最常见:主要表现为皮

肤紫癜，局限于四肢，以下肢及臀部多见，躯干极少累及。紫癜常成批反复出现、对称分布，可同时伴发皮肤水肿、荨麻疹。紫癜大小不等，初呈深红色，按之不褪色，可融合成片，数日内渐变成紫色、黄褐色、浅黄色，经 7～14 天逐渐消退。

（2）腹型过敏性紫癜：除皮肤紫癜外，因消化道黏膜及腹膜脏层毛细血管受累，病人出现腹痛、呕吐、腹泻及便血等症状。其中腹痛最为常见，常为阵发性绞痛，多位于脐周、下腹或全腹，可并发肠套叠、肠梗阻、肠穿孔及出血性小肠炎。腹部症状与紫癜多同时发生，偶可发生于紫癜之前。

（3）关节型过敏性紫癜：除皮肤紫癜外，因关节部位血管受累而出现关节肿胀、疼痛、压痛及功能障碍等表现。多发生于膝、踝、肘、腕等大关节，呈游走性、反复性发作，经数日而愈，不遗留关节畸形，多发生在紫癜之后。

（4）肾型过敏性紫癜：在皮肤紫癜的基础上，因肾小球毛细血管袢炎症反应而出现血尿、蛋白尿及管型尿，偶见水肿、高血压及肾衰竭等表现。肾损害多发生于紫癜出现后 2～4 周，亦可延迟出现。多数病人能完全恢复，少数病例因反复发作而演变为慢性肾炎和肾功能不全。

（5）混合型过敏性紫癜皮肤紫癜：合并上述两种以上临床表现。

（6）其他：少数病人还可因病变累及眼部、脑及脑膜血管而出现视神经萎缩、虹膜炎、视网膜出血及水肿，以及中枢神经系统相关症状、体征。

三、实验室检查

1. 血、尿、大便常规检查

（1）血常规检查：白细胞正常或增多，中性粒细胞和嗜酸性粒细胞可增高，血小板计数正常。

（2）尿、大便常规检查：肾型和混合型可有血尿、蛋白尿、管型尿；合并腹型者大便潜血可阳性。

2. 血小板功能及凝血相关检查

除出血时间（BT）可能延长外，其他均正常。

3. 血清学检查

肾型及合并肾型表现的混合型病人，可有程度不等的肾功能受损，如血尿素氮升高、内生肌清除率下降等。血清IgA、IgE 多增高。

四、诊断与鉴别诊断

（1）诊断要点

①发病前 1～3 周常有低热、咽痛、全身乏力或上呼吸道感染史；②典型四肢皮肤紫癜，可伴腹痛、关节肿痛及血尿；③血小板计数、功能及凝血相关检查正常；④排除其他原因所致的血管炎及紫癜。

（2）鉴别诊断

本病需与下列疾病鉴别　①遗传性毛细血管扩张症；②单纯性紫癜；③原发免疫性血小板减少症；④风湿性关节炎；⑤肾小球肾炎；⑥系统性红斑狼疮；⑦外科急腹症等。

五、治疗

1.消除致病因素

防治感染，清除局部病灶（如扁桃体炎等），驱除肠道寄生虫，避免可能致敏的食物及药物等。

2.一般治疗

（1）一般处理急性期卧床休息，消化道出血时禁食。

（2）抗组胺药如盐酸异丙嗪、扑尔敏、氯雷他定、西咪替丁及静脉注射钙剂等。

（3）改善血管通透性的药物 如维生素 C、曲克芦丁、卡巴克络等。

3.糖皮质激素

主要用于关节肿痛、严重腹痛合并消化道出血及有急进性肾炎或肾病综合征等严重肾脏病变者。常用泼尼松 1～2mg/（kg·d），顿服或分次口服。重症者可用甲泼尼龙 5～10mg/（kg·d），或地塞米松 10～15mg/（kg·d），静脉滴注，症状减轻后改口服，疗程一般不超过 30 天，肾型者可酌情延长。

4.对症治疗

腹痛较重者可予阿托品或山莨菪碱（654-2）口服或皮下注射；关节痛可酌情用止痛药；呕吐严重者可用止吐药；伴发呕血、血便者可用质子泵抑制剂如奥美拉唑等治疗。

5.其他

如上述治疗效果不佳或近期内反复发作者，可酌情使用：①免疫抑制剂：如环孢素、环磷酰胺等；②抗凝疗法：适用于肾型病人，初以肝素钠 100 ~ 200U/（kg·d）静脉滴注或低分子肝素皮下注射，4 周后改为华法林 4 ~ 15mg/d，2 周后改为维持量 2 ~ 5mg/d，疗程 2 ~ 3 个月；③中医中药，以凉血、解毒、活血化瘀为主，适用于慢性反复发作和肾型病人。

本病病程一般在 2 周左右，多数预后良好，少数肾型病人预后较差，可转为慢性肾炎或肾病综合征。

六、裴正学教授诊疗过敏性紫癜的经验

（一）病因病机

裴正学教授认为，过敏性紫癜是临床常见的变态反应性疾患，好发于青少年儿童，多在感冒或进食生冷、辛辣或鱼虾等动物蛋白后发作。临床表现为皮肤、黏膜瘀点、瘀斑，可伴有关节肿痛、腹痛、血尿、蛋白尿、便血等，属中医学血证范畴，与中医古籍中"肌衄""发斑""葡萄疫"相似。《医宗金鉴·外科心法要诀·葡萄疫篇》云："此证多因婴儿感受疠疫之气，郁于皮肤，凝结而成。大小青紫斑点，色状如葡萄，发于遍身，惟腿胫居多。"裴正学教授认为过敏性紫癜有风热伤络、瘀血阻络及脾肾阳虚 3 个方面，治疗宜清热解毒、凉血活血、健脾温肾为主，随症加减。

裴正学教授治疗过敏性紫癜坚持"西医诊断，中医辨证，中药为主，西药为辅"，治疗此病也体现了这一特色。小儿为稚阴稚阳之体，气血未充，卫外不固，外感时令之邪，六气皆易从阳火化，蕴郁于皮毛肌肉之间。风热之邪与气血相搏，热伤血络，迫血妄行，溢于脉外，渗于皮下，发为紫癜；另一方面，小儿先天禀赋不足，免疫力低下，邪之所凑，其气必虚，聚则成毒而发为紫癜。邪重者，还可伤阴动风出现皮肤发痒；若血热损伤肠络，血溢络外，碍滞气机，可致剧烈腹痛；夹湿留注关节，则可见局部肿痛，屈伸不利。

故裴正学教授以清热解毒，祛风散邪为基本治则，兼以清热利湿，凉血止血。主要方剂为三味消土方：银花、连翘、蒲公英、败酱草、土茯苓、白蒺藜、白藓皮、白茅根、生地、地肤子、防风、萆薢、赤芍、丹皮、丹参、蝉蜕、甘草。"治风先治血、血行风自灭"，故方中防风、蝉蜕、白藓皮、白蒺藜等以祛风散邪；用银花、连翘、蒲公英、败酱草、土茯苓等清热解毒；萆薢清热利湿；白茅根、赤芍、丹皮、丹参凉血止血。诸药相配，共凑凉血解毒，疏风清热之效，使血热得清，毒热得解，瘀血得除，则紫癜自消。当出血严重时加大蓟、小蓟、女贞子、侧柏叶等。

当过敏性紫癜延治、失治发展为紫癜肾，尿中出现蛋白及潜血时用杷山黄菟、阿发煎麦方以健脾补肾，清热凉血，如下：炙枇杷叶、山药、黄精、菟丝子、女贞子、旱莲草、百合、芡实、金樱子、党参、白术、茯苓、甘草、阿胶、血余炭、生地、当归、麦冬、山栀子、丹参、丹皮。方中黄精、菟丝子、女贞子、芡实等药补肾精，四君子汤健脾胃，阿胶、血余炭、生地、当归、麦冬、山栀子、丹参、丹皮，以清热、凉血止血。浮肿严重时可用麻杏石甘汤以高原导水，开鬼门而洁净府。

（二）辨证施治

裴正学教授认为治疗过敏性紫癜不离清热解毒，金银花、连翘、蒲公英、败酱草为治疗过敏性紫癜必不可少之药。"治风先治血，血活风自灭"，赤芍药、牡丹皮类是此谓也。桂枝芍药知母汤意在祛风胜湿，《金匮要略·中风历节病脉证并治》云："诸肢节疼痛，身体尪羸，脚肿如脱，头眩短气，温温欲呕，桂枝芍药知母汤主之。"历代医家用此方加减治疗各种关节疾患多获佳效。长期服用激素者对激素有较大依赖性，一时无法撤减，经用桂枝芍药知母汤后则可逐渐撤减激素，使患者的病痛得到进一步缓解。裴正学教授常谓"健脾莫如补肾，补肾莫如健脾"，四君子汤意在健脾益气，山药、黄精、菟丝子、女贞子、墨旱莲等补肾填精。过敏性紫癜后期更应健脾补肾，以期扶正祛邪。

同时，裴正学教授认为过敏性紫癜，病因与外感、饮食等因素密切相关，所以患者应忌食肉、蛋、奶等蛋白质饮食，并积极预防感冒，合并感冒时用麻黄汤加生石膏、川芎、白芷、细辛、羌独活、防风，必要时静脉点滴抗生素。

（三）案例分析

例1：患者王某，女，10岁，2007年11月6日初诊。患者于一月前因感冒出现发热，咽痛，流涕，体温38.1℃，腹痛，于是就诊于某医院，诊断为：单纯型过敏性紫癜，服用激素3片治疗一周，腹痛，发烧等症状及体征消失后出院。后又因感冒复发，出现双下肢紫癜，于是家长情急之下给患儿又服用激素3片，为求进一步治疗遂求诊于裴正学教授。症见：

双下肢、踝关节处布满紫癜，舌淡红，苔薄黄，脉数。

西医诊断：过敏性紫癜。

中医辨证：风热壅盛，热伤营血。

治则：祛风散邪，清热解毒，凉血止血。

方药：金银花15g，连翘15g，蒲公英15g，败酱草15g，土茯苓12g，白蒺藜30g，白鲜皮15g，白茅根15g，生地12g，地肤子12g，防风12g，萆薢10g，赤芍10g，丹皮6g，丹参10g，蝉蜕6g，甘草6g。嘱患者减激素一周1片，服用上方10剂后，下肢紫癜较前明显减少，裴正学教授在原方基础上加：侧柏叶15g，大蓟15g，小蓟15g，女贞子15g。服用14剂后，下肢紫癜完全消失，停服激素。后随访多次再未复发。

例2：患者，男，14岁，2008年1月5日初诊。患者于半月前因感冒出现双下肢紫癜，伴关节肿痛，腹痛，恶心，就诊于当地地区医院，诊断为肾型过敏性紫癜。给予激素治疗后双下肢紫癜及腹痛、恶心等症状减轻，但尿色深红，尿常规仍有异常，为求进一步治疗遂就诊。双下肢紫癜，舌淡红，苔薄白，脉数，血小板计数、出凝血时间、肾功能检查正常，尿常规示：潜血（+++），蛋白（+）。

中医辨证：热伤营血，脾肾阳虚。

治则：清热解毒，凉血止血，健脾补肾。

方药：金银花15g，连翘15g，蒲公英15g，败酱草15g，土茯苓12g，白蒺藜30g，白鲜皮15g，白茅根15g，生地12g，地肤子12g，防风12g，萆薢10g，赤芍10g，丹皮6g，丹参10g，蝉蜕6g，甘草6g。服用7剂后下肢紫癜，腹痛等症状均已消失，查尿常规：潜血（++），蛋白（+）。再次拟方：炙枇杷叶 15g，山药 10g，黄精 20g，菟丝子 15g，女贞子 15g，旱莲草 15g，百合 10g，芡实 30g，金樱子 30g，党参 10g，白术 10g，茯苓 12g，甘草 6g，阿胶 10g，血余炭 10g，生地 12g，当归 10g，麦冬 10g，山栀子 10g，丹参 10g，丹皮 6g。服药 14 剂后，尿常规示：潜血（+），蛋白（-），在上方基础上加用白茅根 15g，大蓟 10g，小蓟 10g，女贞子 15g，侧柏叶 15g，再服用 15 剂后，尿常规已正常，激素也已停服。后又服此方 15 剂以善其后，后再未见复发。

例 3：陈某，男，9 岁。2005 年 2 月 6 日初诊。患者 7 日前出现双下肢丛集或散在之瘀斑、瘀点，踝关节内侧明显，色鲜红或黯紫，压之不褪色，尿蛋白（-），尿隐血（-），舌质红，脉弦数。

西医诊断：过敏性紫癜。

中医辨证：属风热入里，聚而成毒。

治则：清热解毒，凉血祛风。

方药：金银花 15g，连翘 15g，蒲公英 15g，败酱草 15g，白鲜皮 15g，刺蒺藜 30g，白茅根 15g，土茯苓 15g，生地黄 12g，地肤子 10g，防风 12g，草薢 10g，赤芍药 10g，牡丹皮 6g，蝉蜕 6g，甘草 6g，生姜 6g，大枣 4 枚。每日 1 剂，水煎服。10 剂后紫癜大部分消退，但仍见踝关节内侧散在瘀点。上方加桃仁 10g，红花 6g。7 剂后紫癜全消。2005 年 3 月 20 日患儿因进食不当出现恶心、呕吐、腹痛，尿隐血反应（+）。前方加阿胶 10g，血余炭 15g，陈棕榈炭 15g，薄荷炭 15g，牡丹皮炭 15g。7 剂后恶心、呕吐、腹痛缓解，尿隐血反应（－），紫癜未再出现。仍厌食、疲乏，遂用香砂六君子汤加焦三仙各 10g，鸡内金 10g，炒莱菔子 10g，生大黄 3g，炙枇杷叶 10g，山药 10g，黄精 20g。14 剂后诸症悉愈。随访 6 个月未复发。

例 4：王某，男，18 岁，学生。2004 年 8 月 21 日初诊。双下肢间断紫癜 1 年余，全身关节酸痛，小便浓茶色，白细胞计数 $13.55 \times 10^9/L$，中性粒细胞 0.66，尿蛋白（＋＋），尿隐血反应（＋），粪便隐血反应（±）。患者曾多次服用激素，屡用屡好，屡停屡发。舌红，苔黄而腻，脉弦滑而数。

西医诊断：混合型过敏性紫癜。

中医辨证：湿热成毒夹风。

治则：清热解毒，祛风胜湿。

方药：桂枝芍药知母汤加减。桂枝 10g，赤芍药 15g，白芍药 15g，知母 20g，生姜 6g，甘草 6g，防风 12g，麻黄 10g，白术 10g，附子 6g，金银花 15g，连翘 15g，蒲公英 15g，败酱草 15g。每日 1 剂，水煎服。7 日后关节酸痛有所减轻，全身紫癜大部分消退，尿蛋白（＋＋），尿隐血反应（－）。前方加苏梗 20g，蝉蜕 6g，益母草 15g。7 剂后关节酸痛进一步减轻，尿蛋白（－），尿隐血反应（－）。前方去苏梗、蝉蜕、益母草、蒲公英、败酱草。7 剂后患者关节酸痛消失，紫癜未见，睡眠好，食欲好，无其他不适。随访 1 年未复发。

例 5：徐某，男，13 岁。2005 年 3 月 12 日初诊。双下肢紫癜反复发作 2 年余。予激素等药物治疗，出院停药后曾多次发作。刻诊：面色萎黄，不思饮食，乏力，怕冷，双下肢散在紫癜，舌淡苔白，脉沉细。

西医诊断：单纯型过敏性紫癜。

中医辨证：脾肾阳虚，脾胃气虚，肾阳不足。

治则：健脾益气，温肾壮阳。

方药：炙枇杷叶10g，山药10g，黄精20g，菟丝子15g，百合10g，芡实30g，金樱子30g，女贞子15g，墨旱莲15g，党参10g，白术10g，茯苓12g，甘草6g，金银花15g，连翘15g，蒲公英15g，败酱草15g，赤芍药10g，牡丹皮6g。每日1剂，水煎服。10剂后患者食欲增加，疲乏好转，双下肢紫癜消退。前方去菟丝子、百合、芡实、金樱子、女贞子、墨旱莲、金银花、连翘、蒲公英、败酱草、赤芍药、牡丹皮，加木香6g，草豆蔻6g，焦三仙各10g，鸡内金10g，炒莱菔子10g，生大黄3g。14日后诸症悉愈。随访6个月未复发。

例6：孙某，女，11岁。1997年2月3日初诊。外感后双下肢出现紫癜，伴双膝关节疼痛、腹痛、咽干。当地医院给予激素治疗无明显效果，故来求治，查心肺未见异常，肝脾未及，双下肢可见丛集或散在的出血斑点，以踝关节内侧为明显，色鲜红或暗紫，压之不退色。舌红苔薄黄、脉浮数。化验示血小板为228×10^9/L。

西医诊断：过敏性紫癜。

中医辨证：风热入里，血热妄行所致。

治则：清热解毒，凉血祛风。

方药：金银花15g，连翘15g，蚤休15g，生地12g，地肤子 10g，白蒺藜 20g，白藓皮 20g，赤芍 10g，蝉蜕 10g，丹皮10g，防风 12g，土茯苓 12g，木香 6g，黄连 6g，水煎服，每日 1 剂分服，10 日后双下肢紫癜减少，腹痛消失，但仍双膝关节疼痛，查舌红苔薄黄，脉弦，上方去木香，黄连，加附子 6g，柴胡 10g，又服 20 余剂诸症消失。

按："风火相扇于外则惊厥；风火相扇于内则迫血妄行。"裴正学认为过敏性紫癜当属风火相扇于内，治疗务必"泻火"与"祛风"并重，才能药中病的，泻火宜清热泻火，重用双花、连翘之类；祛风宜凉血祛风，重用生地、蝉蜕之属。

七、历代医家对过敏性紫癜的认识及治疗

（一）历代医家有关类似过敏性紫癜的论述

《外科正宗》说："葡萄疫，其患多生小儿，感受四时不正之气，郁于皮肤不散，结成大小青紫斑点，色若葡萄……"《医宗金鉴》说："状如葡萄，发于遍身，惟腿胫居多。"治疗宜凉血祛瘀，疏风清热。隋代巢元方《诸病源侯论》说："斑毒之病，是热气入胃，而胃主肌肉，其热挟毒，蕴积于胃，毒气熏发于肌肉，……赤斑起，周匝遍体。"叶天士《温热论》中说："若斑色紫而小点者，心包热也；点大而紫，胃中热也；斑黑而光亮者，……或有可救。"

（二）中医对过敏性紫癜的病机认识

过敏性紫癜属中医"发斑"与"血证"范畴。主要因心、肺、肝、脾、肾病变引起。发病多因血热壅盛，兼感风邪，风热搏结于血，聚毒迫血妄行，致血溢于肌肤而发斑。而肝肾阴虚，

虚火上炎，损伤脉络；气虚不能摄血，血液上逆亦为不可忽视的因素。唐容川说："故凡吐衄，无论清凝鲜黑，总以去瘀为先"，把活血化瘀放在治疗"血证"的首位。裴正学教授长期观察，过敏性紫癜几乎一半属血热妄行型，且均为初次发病，说明热毒入营，络脉痹阻是过敏性紫癜起病的主因，由此内陷营血，耗气伤津可演变它证。

（三）中医辨证分型及方药

1. 血热妄行型

证见：烦热口渴，溲赤便干，舌绛，苔薄黄，脉浮数或滑数。

治则：清热解毒，凉血散瘀。

方药：犀角地黄汤加味。紫草30g，丹参20g，鸡血藤30g，赤芍15g，益母草15g，犀角10g（分冲），生地20g，丹皮12g，银花24g，茜草12g，大蓟15g，小蓟15g，蝉衣10g，甘草10g。水煎服，一日1剂。

2. 气不统血型

证见：乏力纳差，气短自汗，舌淡苔白，脉细而缓。

治则：健脾益气，养血散瘀。

方药：归脾汤加减。紫草20g，丹参20g，鸡血藤30g，赤芍12g，益母草15g，炙黄芪30g，当归10g，党参15g，焦白术12g，云苓15g，山药30g，赤小豆20g，木香6g，甘草10g。水煎服，一日1剂。

3. 肝肾阴虚型

证见：五心烦热，眩晕耳鸣，口燥咽干，舌红少苔，脉细数。

治则：滋阴清热，凉血散瘀。

方药：知柏地黄汤加减。紫草 30g，丹参 20g，鸡血藤 30g，赤芍 15g，益母草 15g，生地 20g，丹皮 10g，山药 30g，山萸 12g，云苓 15g，旱莲草 12g，知母 10g，黄柏 10g，阿胶 10g，甘草 10g。水煎服，一日 1 剂。

4. 脾肾阳虚型

证见：腰膝冷痛，四肢欠温，便溏身肿，舌淡胖，苔白，脉沉、细、迟。

治则：补脾益肾，温阳化瘀。

方药：以真武汤加味。紫草 20g，丹参 20g，鸡血藤 30g，赤芍 15g，益母草 15g，白茅根 20g，制附片 20g，云苓 15g，白术 12g，干姜 10g，鹿角胶 10g，巴戟天 10g，黄芪 30g，杜仲 15g，陈葫芦 30g。水煎服，一日 1 剂。

用药加减：皮肤瘙痒重者，加芥穗 10g，蝉蜕 10g；腹痛甚者，加白芍 20g，广木香 6g，元胡 12g；关节肿痛者，加防己 10g，秦艽 10g，威灵仙 10g。

（四）有关本病辨证论治的中医资料

《过敏性紫癜中"阳斑"的辨治》以清热解毒，凉血化瘀为主，常用加味犀角地黄汤：广牛角 3g，白茅根 15g，银花 15g，连翘 10g，赤小豆 30g，紫草 10g，丹皮 10g，丹参 10g，生地 15g。紫癜重，色深者为毒热盛，另加紫雪丹，每次 0.3 ~ 0.6g 冲服；腹痛加元胡 15g，没药 6g；便血加地榆炭 10g，乌梅炭 10g 或加三七粉 1.5g 冲服。

《小儿过敏性紫癜中西医治疗》对于温毒发斑采用清营汤加减。犀角 3g（锉末先煎 1 小时），生地 15g，连翘 15g，仙

鹤草 15g，白芍 6g，阿胶 6g，丹皮 9g，炒茜草 9g，丹参 12g
治疗，以清营解毒、凉血止血；热不甚者去犀角，改用大青
叶 12g；腹痛加白芍 12g，甘草 6g；关节痛，上肢加防风 6g，
姜黄 6g，下肢加防己 6g，秦艽 6g；瘙痒加地龙 6g，蝉衣 3g；
尿血加白茅根 30g，小蓟 30g；便血加地榆炭 15g，槐花 12g；
大出血加三七 3g（冲服）。对于阴虚内热出血者，采用知柏地
黄汤加减，生地炭 15g，丹皮 6g，玄参 6g，知母 6g，炒黄柏
6g，阿胶 6g，大枣 4 枚，茯苓 12g 治疗，以滋阴降火，清热凉血。
盗汗加煅龙牡各 12g；纳差加焦山楂 12g，建曲 12g；鼻衄加
白茅根 30g，焦山栀 6g。对于脾不统血者采用归脾汤加减，
生黄芪 15g，茯苓 15g，党参 9g，白术 9g，当归 9g，广木香
3g，远志 3g，大枣 4 枚，阿胶 6g 治疗，以健脾养心，补气摄
血；瘙痒加蝉衣 3g，蛇床子 9g；痰多加陈皮 6g，半夏 6g。

第九章　原发免疫性血小板减少症

原发免疫性血小板减少症（ITP）既往也称为特发性血小板减少性紫癜，是一种复杂的多种机制共同参与的获得性自身免疫性疾病。该病的发生是由于病人对自身血小板抗原免疫失去耐受，产生体液免疫和细胞免疫介导的血小板过度破坏与血小板生成受抑，导致血小板减少，伴或不伴皮肤黏膜出血。本节主要讲述成人ITP。

ITP的发病率为（5～10）/10万人口，男女发病率相近，育龄期女性发病率高于男性，60岁以上人群的发病率为60岁以下人群的2倍，且出风险随年龄增长而增加。

一、病因和发病机制

病因迄今未明，发病机制如下：

（1）体液免疫和细胞免疫介导的血小板过度破坏。

50%~70%的ITP病人血浆和血小板表面可检测到一种或多种抗血小板膜糖蛋白自身抗体。自身抗体致敏的血小板被单核－巨噬细胞系统吞噬破坏。另外，ITP病人的细胞毒性T细胞可直接破坏血小板。

（2）体液免疫和细胞免疫介导的巨核细胞数量和质量异常，血小板生成不足。

自身抗体还可损伤巨核细胞或抑制巨核细胞释放血小板，造成 ITP 病人血小板生成不足；另外，CD_8^+ 细胞毒性 T 细胞可通过抑制巨核细胞凋亡，使血小板生成障碍。血小板生成不足是 ITP 发病的另一个重要机制。

二、临床表现

（1）症状：成人 ITP 一般起病隐匿，常表现为反复的皮肤黏膜出血如瘀点、紫癜、瘀斑及外伤后止血不易等，鼻出血、牙龈出血、月经过多亦很常见，严重内脏出血较少见。病人病情可因感染等而骤然加重，出现广泛、严重的皮肤黏膜及内脏出血。部分病人仅有血小板减少而没有出血症状。乏力是 FTP 的另一常见临床症状，部分病人有明显的乏力症状。出血过多或长期月经过多可出现失血性贫血。

（2）体征：查体可发现皮肤紫癜或瘀斑，以四肢远侧端多见，黏膜出血以鼻出血、牙龈出血或口腔黏膜血疱多见。本病一般无肝、脾、淋巴结肿大，不到 3% 的病人因反复发作，脾脏可轻度肿大。

三、实验室检查

（1）血常规检查：血小板计数减少，血小板平均体积偏大。可有程度不等的正常细胞或小细胞低色素性贫血。

（2）出凝血及血小板功能检查：凝血功能正常，出血时间延长,血块收缩不良,束臂试验阳性。血小板功能一般正常。

(3)骨髓象检查:骨髓巨核细胞数正常或增加,巨核细胞发育成熟障碍,表现为体积变小,胞质内颗粒减少,幼稚巨核细胞增加,产板型巨核细胞显著减少(<30%);红系、粒系及单核系正常。

(4)血清学检查:血浆血小板生成素(TPO)水平正常或轻度升高。约70%的病人抗血小板自身抗体阳性,部分病人可检测到抗心磷脂抗体、抗核抗体。伴自身免疫性溶血性贫血病人(Evans综合征)Coombs试验可呈阳性,血清胆红素水平升高。

四、诊断与鉴别诊断

(一)诊断要点

①至少2次检查血小板计数减少,血细胞形态无异常;②体检脾脏一般不增大;③骨髓检查巨核细胞数正常或增多,有成熟障碍;④排除其他继发性血小板减少症。

(二)鉴别诊断

需排除假性血小板减少症及继发性血小板减少症,如再生障碍性贫血、脾功能亢进、MDS、白血病、系统性红斑狼疮、药物性免疫性血小板减少症等。

(三)分型与分期

(1)新诊断的ITP指确诊后3个月以内的ITP病人。

(2)持续性ITP指确诊后3～12个月血小板持续减少的ITP病人。

（3）慢性 ITP 指血小板减少持续超过 12 个月的 ITP 病人。

（4）重症 ITP 指血小板 $<10 \times 10^9/L$，且就诊时存在需要治疗的出血症状或常规治疗中发生新的出血症状，需要采用其他升高血小板药物治疗或增加现有治疗的药物剂量。

（5）难治性 ITP 指满足以下 3 个条件的病人：①脾切除后无效或者复发；②仍需要治疗以降低出血的危险；③除外其他原因引起的血小板减少症，确诊为 ITP。

五、治疗

ITP 为自身免疫性疾病，目前尚无根治的方法，治疗的目的是使病人血小板计数提高到安全水平，降低病死率。

（一）一般治疗

出血严重者应注意休息，血小板 $<20 \times 10^9/L$ 者，应严格卧床，避免外伤。

（二）观察

如病人无明显的出血倾向，血小板计数高于 $30 \times 10^9/L$，无手术、创伤，且不从事增加病人出血危险的工作或活动，发生出血的风险较小，一般无需治疗，可观察和随访。

（三）新诊断病人的一线治疗

1. 糖皮质激素

一般为首选治疗，近期有效率约 80%。

（1）泼尼松：1.0mg/（kg·d），分次或顿服，血小板升至正常或接近正常后，1 个月内尽快减至最小维持量（15mg/d），在减量过程中血小板计数不能维持者应考虑二线治疗。治疗 4

周仍无反应者，应迅速减量至停用。

（2）大剂量地塞米松（HD-DXM）：40mg/d×4天，口服用药，不需要进行减量和维持，无效者可在半个月后重复一次。治疗过程中要注意监测血压、血糖变化，预防感染，保护胃黏膜。

2. 静脉输注丙种球蛋白（IVIg）

常规剂量 0.4g/（kg·d）×5天或 1.0g/（kg·d）×2天。主要用于：①ITP的紧急治疗；②不能耐受糖皮质激素治疗的病人；③脾切除术前准备；④妊娠或分娩前。其作用机制与封闭单核–巨噬细胞系统的 Fc 受体、抑制抗体与血小板结合。IgA 缺乏、糖尿病和肾功能不全者慎用。

（四）ITP 的二线治疗

对于一线治疗无效或需要较大剂量糖皮质激素（>15mg/d）才能维持的病人，可选择二线治疗。

1. 药物治疗

（1）促血小板生成药物：主要用于糖皮质激素治疗无效或难治性 ITP 病人。常用药物包括：重组人血小板生成素（rhTPO）等起效较快，耐受性良好，副作用轻微，但停药后疗效一般不能维持，需要个体化维持治疗。另外要注意骨髓纤维化及血栓形成的风险。

（2）抗 CD20 单克隆抗体（利妥昔单抗）：为一种人鼠嵌合型抗体，可清除体内 B 淋巴细胞，减少抗血小板抗体的产生。常用剂量为 375mg/m²，每周 1 次，共 4 次，平均起效时间 4～6 周。

（3）其他二线药物：因缺乏足够的循证医学证据，需个体化选择用药，包括：

免疫抑制药物有①长春碱类：长春新碱 $1.4mg/m^2$（最大剂量 2mg）或长春地辛 4mg，每周 1 次，共 4 次，缓慢静脉滴注；②环孢素：主要用于难治性 ITP，常用剂量 5mg/（kg·d），分次口服，维持量 50～100mg/d，用药期间应监测肝、肾功能；③其他：如硫唑嘌呤、环磷酰胺、吗替麦考酚酯等。

达那唑：0.4～0.8g/d，分次口服，起效慢，需持续使用 3～6 个月，与肾上腺糖皮质激素联合可减少后者用量。

2. 脾切除

在脾切除前，必须对 ITP 的诊断进行重新评价。只有确诊为 ITP，但常规糖皮质激素治疗 4～6 周无效，病程迁延 6 个月以上或糖皮质激素虽有效，但维持量 >30mg/d 或有糖皮质激素使用禁忌证者，可行脾切除治疗。近期有效率为 70% 左右。无效者对糖皮质激素的需要量亦可减少。

术前 2 周应给病人接种多价肺炎双球菌疫苗、流感嗜血杆菌和脑膜炎双球菌二联疫苗。术后每 5 年重复接种肺炎双球菌疫苗，每年接种流感疫苗。

（五）急症处理

适用于伴消化系统、泌尿生殖系统、中枢神经系统或其他部位的活动性出血或需要急诊手术的重症 ITP 病人（PLT<10×10^9/L）。

（1）血小板输注成人按每次 10～20U 给予，根据病情可重复使用（200ml 循环血中单采所得血小板为 1U 血小板）。

（2）静脉输注丙种球蛋白剂量及用法同上。

（3）大剂量甲泼尼龙 1.0g/d，静脉滴注，3 ～ 5 天为一疗程。

（4）促血小板生成药物如 rhTPO、艾曲泊帕及罗米司亭等。

（5）重组人活化因子Ⅶ（rhFⅦa）应用于出血较重、以上治疗无效者。

病情危急者可联合应用以上治疗措施。

六、裴正学教授诊疗特发性血小板减少性紫癜经验

（一）病因病机

裴正学教授对 ITP 进行了深入的研究，认为本病属本虚标实之证，多因郁热在里，血热妄行而出血，或因中气虚损，气不摄血而出血，离经之血滞于皮下则紫癜，停于体内则瘀血。治以清热凉血，补气摄血为大法，兼以活血化瘀则相得益彰。裴正学教授认为本病之病机以《景岳全书·血证》"火盛""气虚"两方面较确切，"血本阴精，不宜动也，而动则为病。血主荣气，不宜损也，而损则为病。盖动者多由于火，火盛则逼血妄行；损者多由于气，气伤则血无以存"。唐容川《血证论》："血证气盛火旺者十居八九"。由此可知，在"火盛"和"气虚"中，以"火盛"为主要病机。唐氏又谓："知血生于火，火主于心，则知泻心即是泻火，泻火即是止血"。《灵枢·决气》"中焦受气，取汁变化而赤，是谓血"，说明中气是生血的重要因素，血小板作为血液有形成分之一，其生发自当与中气的盛衰息息相关，《景岳全书》谓："有形之血不能速生，无形之气速当急固"，故用党参、白术、黄芪等补中益气之品以补气摄血。裴

正学教授依据上述论述，拟定了以大黄黄连泻心汤和参芪为主要组成的参芪三黄汤，作为此证之主方。离经之血留积体内，蓄结而为瘀血，使出血反复难止，故用丹皮、紫草、茜草等活血化瘀药物，此外，裴正学教授认为，感冒、感染等常可致血小板数进一步降低，此属"营卫不和"，治疗时佐以调和营卫；若患者服用过或正在服用激素，则可致"伤津灼液"，治疗时佐以滋阴生津；环磷酰胺等免疫抑制剂又可致阳气损伤，治疗时佐以温阳补气。在上述思维的指导下对特殊患者之用药，还应临床权变，进退加减。中气虚损，头晕乏力、面色萎黄者，归脾汤加减；热毒内陷，口渴不欲饮，舌红苔少者，犀角地黄汤加减；气阴两虚，口干欲饮，倦怠乏力者，竹叶石膏汤加减。此病"火盛"者居多，方中常用大剂量白茅根、仙鹤草、藕节炭以凉血止血；出血较多者，多因热壅脉络，加用白虎汤以清热止血；紫癜著者，血结滞瘀，加用赤芍、丹皮、牛膝、制乳没以活血、化瘀止血。

（二）辨证论治

裴正学认为特发性血小板减少性紫癜属血证范畴，辨证以八纲辨证兼脏腑气血辨证，应辨清寒、热、虚、实而治之。急性型多为实证，实证清热解毒，凉血止血为主，慢性型多属虚证，治疗应益气脾，养血摄血；兼有瘀血者，配合活血化瘀法；久病伤阴者，应用滋阴清热之法。

1. 血热伤络

证候：起病较急，皮肤出现瘀点瘀斑，色泽鲜红，或伴鼻衄、齿衄、呕血、便血、尿血，血色鲜红或紫红，同时见心烦、口渴、便秘，或伴腹腹痛，或有发热，舌红，苔黄，脉数。

治则：清热解毒，凉血止血。

2. 气不摄血

证候：起病缓慢，病程迁延，紫癜反复出现，瘀斑、瘀点颜色淡紫，常有鼻衄、齿衄，面色苍黄，神疲乏力，食欲不振，头晕心慌，口唇色淡，舌质淡胖，苔薄，脉沉细无力。

治则：益气健脾，摄血养血。

3. 阴虚火旺

证候：时发时止，鼻衄齿衄，血色鲜红，低热盗汗，心烦少寐，大便干燥，小便黄赤，舌光红，苔少，脉细数。

治则：滋阴清热，凉血宁络。

4. 气滞血瘀

证候：瘀点瘀斑，色紫晦暗，并有血肿或见关节疼痛或腹中绞痛，血色紫暗，或见胁下痞块，或尿血迁延不愈。舌质紫暗，或有瘀斑，脉细涩。

治则：理气止血，活血化瘀。

（三）案例分析

例1：苏某，女，27岁，2008年12月初诊。半年前始见鼻衄，反复发作，全身出现散在性出血点，大小不等，少数部位形成片状紫斑。月经量较多、色淡，伴乏力，自汗，舌胖大，有齿痕，苔微黄而腻，脉沉细弱。曾于某医院行骨髓穿刺，诊断为"特发性血小板减少性紫癜"。血小板 67×10^9/L，红细胞 3.6×10^{12}/L，血红蛋白100g/L，白细胞 5.6×10^9/L，中性粒细胞72%，淋巴细胞28%，出血时间8分钟，24小时血块收缩不良。骨髓象示巨核细胞形态正常，数量增多，巨核细胞明显减少。

西医诊断：特发性血小板减少性紫癜。

中医辨证：脾气亏虚，气不摄血。

治则：健脾益气，补气摄血，兼活血化瘀。

方药：参芪三黄汤加减。党参10g，黄芪30g，大黄10g，黄芩10g，黄连6g，白术10g，白蒺藜30g，制乳没各6g，丹参10g，丹皮6g，紫草30g，茜草30g，仙鹤草30g，生地12g，山药10g，甘草6g。服药10剂后，患者述全身紫斑及出血点症状好转，乏力、自汗等亦好转。遂原方加赤芍15g，藕节炭20g，再予以10剂，患者述症状均较前减轻，血小板升至 106×10^9/L，红细胞 4.5×10^{12}/L，血红蛋白128g/L，遂原方加白茅根20g、赤小豆10g。10日后，患者述诸症悉除，血小板升至 120×10^9/L，红细胞 4.8×10^{12}/L，血红蛋白140g/L，出血时间、24小时血块收缩均恢复正常。骨髓象亦恢复正常。

例2：王某，女，6岁，2009年3月初诊。一月前患儿于一次感冒后，出现鼻衄及全身紫斑，在某三甲医院诊断为"特发性血小板减少性紫癜"。曾用激素等西药治疗后，血小板有一时性回升，鼻衄及全身紫斑仍反复发作。现患儿烦渴、自汗乏力、便干，偶感发热，大便时肛门出血，舌红伴散在性瘀点，苔薄黄，脉细数。血小板 47×10^9/L，红细胞 4.6×10^{12}/L，血红蛋白120g/L，白细胞 5.6×10^9/L，中性粒细胞78%，淋巴细胞21%，嗜酸粒细胞1%，出血时间6分钟，24小时血块收缩不良。骨髓象示巨核细胞形态尚正常，血小板形成型巨核细胞明显减少。现仍每日服用糖皮质激素两片。

西医诊断：特发性血小板减少性紫癜。

中医辨证：热壅脉络，迫血妄行。

治则：清热凉血，活血化瘀。

方药：五虎合剂加减。党参 10g，黄芪 30g，二花 15g，连翘 15g，蒲公英 15g，败酱草 15g，白蒺藜 30g，白术 10g，制乳没各 6g，丹皮 6g，丹参 20g，紫草 30g，旱莲草 15g，生地 20g，生石膏 30g，知母 20g，粳米 10g。二日一剂，嘱其激素每周减一片。服药 4 剂后，患儿热退、汗止，自汗乏力减轻，鼻衄及全身紫斑有所好转，遂原方去生石膏，加鸡血藤 15g，赤小豆 10g，予以 7 剂。半月后，患儿激素已减完，无病情反复现象且鼻衄及全身紫斑明显减少，遂去生石膏，改生地为 12g，予以 15 剂，一月后患儿诸症悉除，状若常人。血小板 105×10^9/L，红细胞 4.8×10^{12}/L，血红蛋白 145g/L，白细胞 6.2×10^9/L，中性粒细胞 70%，淋巴细胞 29%，嗜酸粒细胞 1.4%，出血时间、24 小时血块收缩均恢复正常。骨髓象亦恢复正常。后随访多次，再未复发。

例 3：李某，女，20 岁，因发现血小板减少 2 月余，于 2009 年 4 月 6 日就诊。自述颈部、面部、四肢出现出血点，某医院曾诊断为特发性血小板减少性紫癜，予以强的松 40mg，每日一次，患者未接受。现口干不欲饮，倦怠乏力，低热，汗多，偶有头晕，纳寐可，小便黄赤，大便干，月经量稍多，周期正常。舌红，苔厚黄，脉细数。血常规示：红细胞 3.8×10^9/L，血小板 55×10^9/L，淋巴细胞 39%。出血时间 8 分钟,24 小时血块收缩不良。骨髓象示巨核细胞形态正常,数量增多,血小板形成型巨核细胞明显减少。

西医诊断:特发性血小板减少性紫癜。

中医辨证:气阴两虚,火热妄行。

治则:益气养阴,凉血止血。

方药:兰州方加减。北沙参 15g,太子参 15g,人参须 15g,潞党参 15g,桂枝 10g,白芍 10g,甘草 6g,生姜 6g,大枣 4 枚,生地 12g,山药 10g,山萸肉 30g,浮小麦 30g,麦冬 10g,五味子 3g,益母草 30g,紫草 30g,丹皮 6g。服药 7 剂后,患者口干、乏力、汗多有所好转,血小板 75×10^9/L,遂去山药、山萸肉,加生石膏 30g、粳米 20g,予以 7 剂,一周后,血小板 83×10^9/L,患者不适症状均好转,颈部、面部、四肢出血点减少,遂加仙鹤草 20g,赤芍 15g,川牛膝 15g,予以 7 剂,一周后,患者诸症悉除,血小板 112×10^9/L,红细胞 4.5×10^9/L,淋巴细胞 24%,出血时间、24 小时血块收缩均恢复正常。骨髓象亦恢复正常。遂效不更方,再予以 7 剂,以善其后。

例 4:王某,女,24 岁。间断性全身紫癜 2 年伴鼻衄、纳差、乏力、月经过多。于 1995 年 4 月就诊。查面色苍白,脾大肋下可及。舌淡苔薄白,脉滑数,全身皮下有大小不等的暗紫色出血斑点,以双下肢为甚。化验示血小板为 40×10^9/L。

西医诊断:特发性血小板减少性紫癜。

中医辨证:系脾不统血,虚火上炎。

治则:补脾气,清虚火。

方药：黄芪 15g，党参 15g，白术 10g，黄连 3g，黄柏 10g，白蒺藜 20g，土大黄 15g，制乳香 3g，没药 3g，丹皮炭 10g，血余炭 10g，甘草 6g，水煎服，每日 1 剂分服，服 20 余日后紫癜减少，但仍乏力、纳差，查舌淡少苔、脉细数。上方去丹皮炭、血余炭，加山药 12g，石斛 10g，又服 20 余剂后诸恙悉平，化验示血小板为 $80 \times 10^9/L$。

按：裴正学教授认为，气虚不能统血则血溢、血瘀，瘀久化火，亦能迫血妄行，系原发性血小板减少性紫癜之病机。治疗务必"扶正"与"泻火"并重，兼以化瘀、止血。扶正用党参、白术、黄芪，泻火用黄连、黄芩、黄柏，佐以制乳没化瘀，丹皮炭、血余炭止血。由以上病例可以看出，过敏性紫癜与血小板减少性紫癜虽均以紫癜为其临床表现，然其病机截然不同，前者为风热之证，为血热妄行；后者为气虚之证，为虚不统血。前者当清，后者应补，同病异治，方可有效。

七、历代医家对特发性血小板减少的认识和治疗

（一）历代医家有关类似特发性血小板减少的论述

在《黄帝内经》里，尚未发现有关本病的确切记载。《金匮要略·百合狐惑阴阳毒病》篇里所谈到的阴阳毒病，与本病颇为相似。该书谓："阳毒之为病，面赤斑斑如锦纹，咽喉痛，唾脓血""阴毒之为病，面目青，身痛如被杖，咽喉痛"。《诸病源候论》对发斑作了比较详细的叙述。在病机方面，该书《小

儿杂病诸候·患斑毒病候》指出，"斑毒之病，是热气入胃，而胃主肌肉，其热挟毒，蕴积于胃，毒气薰发于肌肉，状如蚊蚤所啮，赤斑起，周匝遍体。"临床症状方面，《伤寒斑疮候》说："热毒乘虚，出于皮肤，遂发斑疮隐疹如锦纹。重者喉口身体皆成疮也"；《伤寒阴阳毒候》说："身重背强，喉咽痛、糜粥不下……心腹烦痛、短气、四肢厥逆、呕吐、体如被打发斑，此皆其候。"指出身体发斑为主要临床表现，重者除皮肤外，口腔黏膜也会因出血而发斑，甚或还可出现身重背强、咽喉痛、心腹烦病，呕吐等症状，治疗方面，《时气发斑候》说："凡发斑不可用发表药。令疮开泄，更增斑烂，表虚故也。"在关于预后判断方面，《伤寒阴阳毒候》说："若发赤斑，十生一死；若发黑斑，十死一生。"认为红斑预后好。宋代《圣惠方》及《三因方》，收集了许多治疗发斑的方剂，大多为清热解毒、清泻胃热、凉血消斑及通腑泻热为主要治法。元代朱丹溪明确提出内伤发斑的概念，《丹溪心法·斑疹》说："内伤斑者胃气极虚，一身火游行于外。"《丹溪手镜·发斑》说："发斑，热炽也。舌焦黑，面赤，阳毒也。治宜阳毒升麻汤、白虎加参汤。"明·《医学入门·杂病风类》将发斑分为外感、内伤、内伤兼外感三类情况进行治疗，并说："内伤发斑，轻如蚊迹疹子者，多在手足，初起无头痛、身热、乃胃虚火游于外"。明代陈实功《科正宗·葡萄疫》所说的葡萄疫与紫斑情况非常相似。清代《医宗金鉴·外科心法·葡萄疫》谓葡萄疫"发于遍身，惟腿胫居多"。

（二）中医对特发性血小板减少的病机认识

中医认为紫斑虽然表现在肌肤，但其发生血脉及脾胃有密切关系。外感及内伤均会引起紫斑，其病因病机主要有如下三个方面。

1. 热盛迫血

当外感而来的热毒或阳盛蕴生的内热，病及血脉及胃腑时，就可引起紫斑的发生。因脉为血之府，当血脉受到火热熏灼，导致血热妄行，血从肌肤腠理溢出脉外，少则成点，多则成片，瘀积于肌肤之间，使皮肤呈现青紫颜色的斑点或斑块而形成紫斑。胃与脾同属中土，肌肉为脾胃所主，当热气入胃，胃热炽盛，熏发于肌肉，血液外溢而形成紫斑。

2. 阴虚火旺

由于饮食、劳倦、情志等多种原因导致脏腑内伤，胃阴、肾精亏虚，虚火内炽，火热灼伤血脉，血液溢于肌肤之间而引起紫斑。

3. 气虚不摄

脏腑内伤，脾气亏虚，正气不足，不能统摄血液，血液外溢肌肤形成紫斑。更多的情况下，气虚不摄是一个继发性引起紫斑的病因病机。因久病不愈，长期反复出血，气随血去，气亦耗乏，以致发生气血两亏、心脾不足的病理变化。气虚则不能摄血，脾虚则不能统血，血失统摄，溢于肌肤而形成紫斑。

（三）中医辨证分型及方药

1. 血热妄行

证见：起病急促，初有寒热，斑色赤紫，量多成片，或衄血、尿血，血色鲜红，心烦口渴，舌红绛，苔黄燥，脉滑数。

方药：犀角地黄汤加味。犀角 1g（磨汁冲服）或水牛角 30g（先煎），生地 15g，赤芍 10g，丹皮 10g，玄参 10g，紫草 15g，金银花 10g，白茅根 30g。水煎服，一日 1 剂。

2. 阴虚火旺

证见：紫斑较多，颜色紫赤，下肢尤甚，时发时止，头晕目眩，耳鸣，两颧潮红，五心烦热，失眠盗汗，齿衄、鼻衄，月经量多，舌红少津，脉象细数。当滋阴降火，清热止血。

方药：大补阴丸加味。熟地 15g，龟板 15g，知母 10g，黄柏 10g，茜草 15g，侧柏叶 10g，旱莲草 15g，阿胶 10g，女贞子 12g。水煎服，一日 1 剂。

3. 脾气虚弱

证见：发病缓慢，斑色淡红，时疏时密，时发时愈，稍劳尤甚；或月经过多，如崩如漏，面色萎黄，精神萎靡，头晕乏力，食欲不振，舌淡脉濡缓。宜健脾益气，养血宁络。

方药：归脾汤加减。党参 10g，黄芪 12g，白术 10g，茯苓 10g，当归 10g，酸枣仁 10g，白芍 10g，龙眼肉 10g，旱莲草 10g，炙甘草 3g，大枣 5 枚。水煎服，一日 1 剂。

4. 瘀血内阻

证见：瘀斑难以消退，斑色紫暗，身疼肢麻，口干眼涩，舌质青紫或有瘀点，脉弦涩，当活血祛瘀，止血消斑。

方药：失笑散加味。蒲黄 10g，五灵脂 10g，红景天 10g，三七 5g，当归 15g，赤芍 10g，丹参 20g，血余炭 15g，益母草 20g。水煎服，一日 1 剂。

（四）有关本病辨证诊治的中医资料

《血小板减少性紫癜 10 例初步观察》本组患者病程 1～3
年。①阴虚血热型所用基本方含青蒿 20g，地骨皮 20g，生
地 30g，龟甲 30g，连翘 30g，紫草 20g，茜草 20g，丹皮 12g，
白芍 12g，知母 15g，玄参 24g，大枣 4 枚。②脾虚型所用
基本方含黄芪 15g，党参 15g，茯苓 15g，当归 15g，炒枣仁
15g，白术 12g，阿胶 10g，鸡血藤 30g，连翘 30g，炙甘草
6g，大枣 10 枚。两型用药均随症加味，每日 1 剂，紫癜消失
时间为 15～150 天，服药时间为 2 月至 3 年。

《补肾活血法治疗原发性血小板减少性紫癜 26 例》临床
以肾虚血瘀为主，兼有脾虚表现。治以补肾活血化瘀，药
用生地 30g，仙鹤草 30g，何首乌 15g，枸杞子 15g，补骨脂
15g，肉苁蓉 15g，紫丹参 15g，赤芍 12g，茜草 12g，当归
10g，萸肉 10g，丹皮 10g。偏脾虚者加生黄芪 30g，潞党参
15g；齿衄、鼻衄者加川黄连 5g，白茅根 30g。